# C.H.BECK ■ WISSEN
## in der Beck'schen Reihe
### 2068

W0058722

Akute wie auch andauernde, in jedem Fall aber massiv störende Ohrgeräusche wie Pfeifen, Zischen oder Brummen belasten eine Vielzahl von Menschen. Allein in Deutschland sind rund acht Millionen von dieser Erkrankung, auch *Tinnitus* genannt, betroffen. Eine Million leidet unter besonders schweren Störgeräuschen, die zu gravierenden Beeinträchtigungen der Lebensqualität führen. Glücklicherweise steht man einer Tinnituserkrankung nicht gänzlich hilflos gegenüber. Dieses Buch informiert über die wichtigsten Ursachen des Tinnitus, stellt zentrale Formen der Tinnitusbehandlung vor und geht auf die mit dieser Erkrankung einhergehenden psychosomatischen Belastungen und ihre Bewältigung ein.

Dr. *Klaus M. Hocker* ist Facharzt für Neurologie, Psychiatrie und Psychotherapeutische Medizin. Er ist ärztlicher Leiter der Brunnen-Klinik, einer Fachklinik für Psychotherapie und Psychosomatische Rehabilitation, in der er sich vorrangig der Behandlung von Tinnituskranken widmet.

Klaus M. Hocker

# TINNITUS

Ursachen und Behandlung
von Ohrgeräuschen

Verlag C.H.Beck

Mit 7 Abbildungen

*Dieses Buch ist den vielen
tinnitusbetroffenen Menschen gewidmet,
die ich in meiner Arbeit
kennengelernt und
ärztlich behandelt habe –
und von denen ich andererseits
auch selbst viel gelernt habe.*

Die Deutsche Bibliothek – CIP-Einheitsaufnahme

*Hocker, Klaus M.:*
Tinnitus : Ursachen und Behandlung von Ohrgeräuschen /
Klaus M. Hocker. – Orig.-Ausg. – München : Beck, 1997
(Beck'sche Reihe ; 2068 : C. H. Beck Wissen)
ISBN 3 406 41868 6

Originalausgabe
ISBN 3 406 41868 6

Umschlagentwurf von Uwe Göbel, München
© C. H. Beck'sche Verlagsbuchhandlung (Oscar Beck), München 1997
Gesamtherstellung: C. H. Beck'sche Buchdruckerei, Nördlingen
Gedruckt auf säurefreiem, alterungsbeständigem Papier
(hergestellt aus chlorfrei gebleichtem Zellstoff)
Printed in Germany

# Inhalt

Vorwort . . . . . . . . . . . . . . . . . . . . . . . . 7

Einleitung . . . . . . . . . . . . . . . . . . . . . . . 9

1. Das Ohr . . . . . . . . . . . . . . . . . . . . . . 12

2. Ursachen des Tinnitus . . . . . . . . . . . . . . . 20
   Problematische Medikamente 23 – Genußmittel 24 – Umweltgifte 24

3. Akuter und chronischer Tinnitus . . . . . . . . . . 26

4. Chronische Krankheiten – Chronifizierungsprozesse 30

5. Tinnitus und Nervensystem – psychosomatische
   Aspekte . . . . . . . . . . . . . . . . . . . . . . . 35

6. Peripherer und zentraler Tinnitus . . . . . . . . . 40

7. Diagnostik . . . . . . . . . . . . . . . . . . . . . 50

8. Behandlung des akuten Tinnitus . . . . . . . . . . 54

9. Behandlung des chronischen Tinnitus –
   Tinnitusbewältigung . . . . . . . . . . . . . . . . 57
   Das Tinnitusbewältigungstraining . . . . . . . . . 59
   Tiefenentspannungstraining 61 – Methoden zur Entspannung
   und Streßbewältigung 62 – Verhaltenstraining in der Gruppe 63 – Psychotherapie 63 – Medizinische Information 64 – Medikamentöse Behandlung, evtl. Entgiftung 64 –
   Klangtherapie 65
   Neuraltherapie . . . . . . . . . . . . . . . . . . . 68
   Akupunktur . . . . . . . . . . . . . . . . . . . . . 69
   Homöopathie . . . . . . . . . . . . . . . . . . . . 69

10. Medikamente und Abhängigkeit . . . . . . . . . . 71

11. Streß und Schlafstörungen – die ultradianen
Rhythmen . . . . . . . . . . . . . . . . . . . . . . .   75
Circadiane, infradiane und ultradiane Rhythmen . .   76
Streß . . . . . . . . . . . . . . . . . . . . . . . . . .   78
Schlafstörungen . . . . . . . . . . . . . . . . . . .   79

12. Autogenes Training . . . . . . . . . . . . . . . . .   82

13. Psychotherapie . . . . . . . . . . . . . . . . . . . .   87

14. Die Halswirbelsäule – Training und Funktion . . .   90

15. Hörhilfen, Masker, Geräuschgeneratoren und
Retraining-Therapie . . . . . . . . . . . . . . . . .   94
Die Retraining-Therapie . . . . . . . . . . . . . .   97

16. Unnötige Strapazen und Kosten . . . . . . . . . . .  101
Überdruckkammer und Sauerstofftherapie . . . . .  101
Lasertherapie . . . . . . . . . . . . . . . . . . . .  104
Elektrostimulation über dem Innenohr . . . . . . .  106
Operationen . . . . . . . . . . . . . . . . . . . . .  107

17. Hyperakusis . . . . . . . . . . . . . . . . . . . . . .  110

18. Die Menièresche Krankheit . . . . . . . . . . . . .  112

19. Prophylaxe und Aufklärung . . . . . . . . . . . . .  115

20. Selbsthilfegruppen – die Tinnitus-Liga . . . . . . .  118

Weitere Adressen und Informationsmaterial . . . . . .  123

Literaturhinweise . . . . . . . . . . . . . . . . . . . . .  124

Register . . . . . . . . . . . . . . . . . . . . . . . . . .  127

# Vorwort

Bei meiner ärztlichen Tätigkeit an einer Klinik für Psychotherapie und Psychosomatische Rehabilitation bin ich mit der besonderen Problematik der tinnitusbetroffenen Menschen schon seit etlichen Jahren in Berührung gekommen. Dabei habe ich vielfach erlebt, daß die chronische Tinnituskrankheit ein typisches Beispiel für eine *psychosomatische* Krankheit ist, d. h. für eine Krankheit, die sowohl körperliche als auch seelische Ursachen haben kann und deren Auswirkungen und Beeinträchtigungen den körperlichen ebenso wie den seelischen Bereich und die sozialen Beziehungen betreffen. Psychosomatisch bedeutet ja nichts anderes als *ganzheitlich*, leib-seelische Zusammenhänge beachtend und berücksichtigend. Insofern kann die Behandlung von Patienten mit chronischem Tinnitus sinnvollerweise auch nur eine psychosomatische Behandlung sein, in der also – gründliche Diagnostik zum Ausschluß einer behandelbaren Primärerkrankung vorausgesetzt – die intensive medizinische Information und Aufklärung des Patienten, Tiefenentspannung und Krankheitsbewältigung sowie die psychotherapeutische Bearbeitung von Umgebungskonflikten sinnvoll ineinandergreifen und sich ergänzen müssen. Ebenso kann es wichtig sein, die Möglichkeiten von Hörhilfen und Masker-Geräten auszuschöpfen.

Man wird bei der Lektüre dieses Buches feststellen, daß ich gelegentlich über Themen referiere, die zunächst scheinbar mit dem Problem Tinnitus nur entfernt zu tun haben. Das ist bei einer *holistischen*, also ganzheitlichen medizinischen Betrachtungsweise, die auf größere Zusammenhänge achtet, zwangsläufig so. Ich verspreche aber, daß der rote Faden stets rasch wiedergefunden wird.

Die tinnitusbetroffenen Menschen fühlen sich heute immer noch oft unverstanden, nicht ernst genommen, abgewiegelt, und zwar namentlich auch von ihrem Hals-Nasen-Ohrenarzt. Die durchgeführte Diagnostik ist in vielen Fällen nicht hinreichend, die Therapie erschöpft sich oft in relativ nutzlosen schulmedizinischen Maßnahmen, wie in der Gabe von Medikamenten mit zweifelhafter Wirksamkeit, der Sauerstoff- oder Überdruckbehandlung usw., unter Außerachtlassung ganzheitlicher und psychotherapeutischer Behandlungsmöglichkeiten. Deswegen ist es auch ein wichtiges Ziel, das ich mit der Arbeit an diesem Buch verbinde, meinen Lesern ganzheitliches medizinisches Denken nahezubringen. Ich hoffe, daß es mir gelungen ist.

Ich habe an meinen Tinnituspatienten besonders schätzen gelernt, wieviel Lebensmut sie aufbringen, mit welcher Geradlinigkeit, Energie und Ausdauer sie zu kämpfen bereit sind, ich habe auch ihre Zuverlässigkeit schätzen gelernt. Sie sind bemerkenswerterweise oft Menschen, die trotz ihrer Hörbehinderung gern reden und an Austausch und Geselligkeit interessiert sind. Diese Eigenschaften kommen ihnen bei einem psychosomatisch-psychotherapeutischen Behandlungsansatz zugute. Auf der anderen Seite sind sie nicht immer „einfache Patienten". Sie vermeiden häufig Konflikte, gehen Konfrontationen aus dem Weg, verinnerlichen ihre Aggressionen; es sind auch nicht selten Menschen, die nicht nur sorgfältig, sondern ordnungsbesessen sind; nicht leistungsbetont, sondern arbeitswütig; nicht unbeirrt, sondern zwanghaft ihre Ziele verfolgend; Menschen, die viel reden, aber manchmal schwer zuhören können.

Ich bin mir bewußt, daß es immer problematisch und eigentlich auch unzulässig ist, anhand eines Krankheitsbildes eine Persönlichkeitstypisierung vorzunehmen, und ich weiß natürlich auch, daß nicht alle Tinnitusbetroffenen in diese Beschreibung hineinpassen und sich hier wiederfinden werden. Gleichwohl hoffe ich, daß meine Leser sie mir nicht verübeln.

*Bad Meinberg, im Juli 1997*                    *Klaus M. Hocker*

# Einleitung

Der medizinische Begriff *tinnitus aurium* bedeutet – wörtlich aus dem Lateinischen übersetzt – *Klingeln in den Ohren*. Man versteht hierunter Geräuschwahrnehmungen ohne äußere Schallquelle. Jeder Mensch nimmt gelegentlich oder auch häufiger Ohrgeräusche in Form eines hohen singenden Tons wahr; das ist ganz normal („Jemand denkt an mich!"). Solche Geräusche dauern meistens nur Sekunden oder Minuten. Erst wenn das Geräusch – zumindest über längere Zeit – nicht mehr verschwindet, deutet dies auf einen krankhaften Prozeß hin.

Es handelt sich beim Tinnitus um *unstrukturierte Töne* oder Geräusche, die keinen Mitteilungscharakter besitzen, im Gegensatz zu *akustischen Halluzinationen* (Stimmenhören), die man bei psychisch kranken Menschen oder auch in Extremsituationen von Drogeneinwirkungen, von hohem Fieber, körperlicher Auszehrung oder hochgradiger Erschöpfung beobachtet. Beide Phänomene haben nichts miteinander gemein. Ohrgeräusche sind gänzlich anders einzuordnen. Sie werden vom Betroffenen als ausschließlich störend wahrgenommen und – zumindest ursprünglich – mit einer organischen Verursachung in Zusammenhang gebracht. Diese kann irgendwo im Innenohr oder auch in benachbarten anatomischen Strukturen lokalisiert sein. Auch viele andere Ursachen kommen in Frage: neurologische (Hörnerv), internistische (Durchblutung) oder orthopädische (Halswirbelsäule, Kiefergelenke). Oft müssen wir möglicherweise auch vom Zusammenspiel mehrerer Ursachenfaktoren ausgehen *(multifaktorielle Genese)*. Schließlich spielt der Streß eine wichtige, oft entscheidende Rolle.

Wie hören sich nun Tinnitus-Geräusche an? Die richtige Antwort lautet: sehr unterschiedlich. Es kann sich um einen einzelnen Ton handeln, z. B. um ein Summen, Brummen, einen Pfeif- oder Piepton. Viele Patienten beschreiben einen Pfeifton, wie er beim Einstellen eines Kurzwellensenders entsteht. Andere Betroffene beschreiben ein Rauschen, das oft verglichen wird mit dem Rauschen, das früher von Fernsehgeräten nach Sendeschluß abgegeben wurde. Oft sind es komplexere Geräusche, die mit Maschinengeräuschen umschrieben werden, in extremen Fällen mit dem Hämmern einer Dampfmaschine, dem Kreischen einer Kreissäge oder dem Geräusch eines startenden Düsenflugzeugs. Das Geräusch kann kontinuierlichen Charakter haben, stakkatoartig sein oder auch pulssynchron an- und abschwellen. Auch die Lokalisation ist sehr wechselnd. Manchmal ist nur ein Ohr betroffen, ebenso oft aber auch beide Ohren. Hier wiederum ist es möglich, daß auf beiden Ohren verschiedene Töne oder Geräusche wahrgenommen werden. Viele Betroffene empfinden den Ton oder das Geräusch gar nicht im Ohr, sondern „im Kopf", irgendwo im Raum „zwischen den Ohren" oder auch „im Hinterkopf". Sie sehen aus dieser kurzen Schilderung, daß die Vielzahl der Beschreibungen der Geräuschphänomene durch die Betroffenen fast unbegrenzt ist.

Es stellt sich nun die Frage, ob Tinnitus eine „Zivilisationskrankheit" ist. Die Antwort lautet „ja" und „nein" zugleich. Einerseits ist die Tinnituserkrankung aus zahlreichen historischen Berichten gut bekannt. So wissen wir z. B., daß (nach Harald Feldmann) historische Schriftdokumente aus den alten Kulturen Ägyptens, Mesopotamiens, Indiens, Griechenlands und des Römischen Reiches die Kenntnis der Tinnituskrankheit belegen und in diesen Dokumenten auch Behandlungsvorschläge gemacht wurden; ebenso war der Tinnitus in der Frühzeit bereits im arabischen Kulturraum bekannt.

Gleichfalls ist bekannt, daß eine Reihe berühmter historischer Persönlichkeiten unter Tinnitus gelitten haben, z. B. die Musiker Ludwig van Beethoven, Friedrich Smetana und Robert Schumann, aber auch viele andere Berühmtheiten.

Auf der anderen Seite müssen wir davon ausgehen, daß diese Erkrankung in der heutigen Zeit in starker Zunahme begriffen ist. Die Gründe hierfür liegen vor allem in der wachsenden Lärmbelästigung („akustische Umweltverschmutzung") und werden später zu erörtern sein. Wichtig ist aber auch zu bemerken, daß der Tinnitus lange Zeit ein Phänomen gewesen ist, das von den Ärzten entweder nicht ernst genommen oder aus Hilflosigkeit, was therapeutische Möglichkeiten angeht, heruntergespielt und manchmal lächerlich gemacht wurde.

Nach unserem aktuellen Wissensstand haben 7 Prozent der erwachsenen Bevölkerung wegen Tinnitusbeschwerden schon einmal den Arzt aufgesucht, leiden also unter einem Tinnitus von Krankheitswert. Ein Prozent der erwachsenen Bevölkerung erlebt die Ohrgeräusche als schwerwiegende Beeinträchtigung der Lebensqualität. Gerhard Goebel (siehe Literaturhinweise) prägte hierfür den Begriff *komplexer chronischer Tinnitus*. Die hier aufgeführten Zahlen sind die Ergebnisse einer Untersuchung unter 50 000 erwachsenen Engländern (zitiert nach dem *Tinnitus-Info,* 1995, der *Deutschen Tinnitus-Liga*).

Auf Deutschland übertragen würde das bedeuten, daß etwa fünfeinhalb Millionen Deutsche einen Tinnitus von Krankheitswert haben, 800 000 davon mit erheblichem Leidenscharakter und 400 000 mit dem Charakter einer schweren Erkrankung („Die Ohrgeräusche haben schwerwiegende Beeinträchtigungen der Fähigkeit zur Führung eines normalen Lebens zur Folge.").

Es ist für Außenstehende kaum vorstellbar, wie ein Tinnitusbetroffener seine Ohrgeräusche erlebt, welcher Leidensdruck und welche Einschränkungen der Lebensqualität damit verbunden sein können. Schwere Formen, die vom Geräuschcharakter und von der Lautstärke her extrem belästigend und quälend sein können, machen den Tinnitus zu einem Leiden, das mehr oder weniger alle Lebensbereiche in Mitleidenschaft zieht. Um Nichtbetroffenen ein Gefühl für diese schwere Problematik zu vermitteln, hat man versucht, in der Computersimulation – und zwar nach den genauen Angaben von Tinnitusbetroffenen – diese Geräusche zu reproduzieren und auf Tonträger aufzuzeichnen. Unter der Telefonnummer (02 02) 1 97 01 der *Deutschen Tinnitus-Liga* können diese simulierten Ohrgeräusche abgehört werden. Es lohnt sich für jeden Interessierten, diese Erfahrung einmal zu machen.

# 1. Das Ohr

Das menschliche Ohr besteht aus drei Anteilen, dem *äußeren*, dem *Mittel-* und dem *Innenohr*. Die drei Anteile sind jeweils entweder mit Luft oder mit Flüssigkeit gefüllt und durch Membranen voneinander getrennt, oder besser gesagt, durch Membranen miteinander verbunden; die Membranen spielen nämlich eine ganz wichtige Rolle beim Hören. Die drei Anteile des Ohres dienen der Schallaufnahme, der Schalleitung und -verstärkung sowie der Umwandlung der Schalldruckwelle in einen Nervenimpuls. Die Weiterleitung dieses Impulses erfolgt über die *Hörnerven*, über bestimmte Strukturen im Gehirn *(Hörbahn)* und endet schließlich auf der Großhirnrinde *(Hörrinde)*. Unter *Gehör* verstehen wir das Zusammenwirken von Wahrnehmung, Leitung und Bewußtwerdung von Tönen, Geräuschen, Sprache und Musik.

Das *äußere Ohr* besteht aus der Ohrmuschel, die den Schall einfängt und verstärkt, sowie aus dem Gehörgang. Dieser kann relativ leicht entzünden *(Otitis externa)* und ist häufig durch Ohrenschmalz *(Cerumen)* verstopft. Die Grenzmembran zwischen äußerem und Mittelohr ist das *Trommelfell*.

Das *Mittelohr* ist etwa bohnengroß. Es handelt sich um eine luftgefüllte Höhle *(Paukenhöhle)*, in der sich die Gehörknöchelchenkette befindet, die die Schallschwingungen vom Trommelfell auf das *ovale Fenster* – die Grenzmembran zum Innenohr – überträgt. Das Mittelohr ist über die Ohrtrompete *(Eustachische Röhre)* mit dem Rachenraum verbunden, wodurch bei Luftdruckschwankungen der Druckausgleich ermöglicht wird. Wenn der Luftdruck steigt, z.B. bei der Flugzeuglandung, beim Abtauchen unter Wasser oder beim Hinabfahren mit dem Fahrstuhl, drücken wir die Nasenlöcher zwischen Daumen und Zeigefinger zusammen und pressen Luft durch die Eustachische Röhre ins Mittelohr hinein, um den Druckausgleich herzustellen; sonst würden starke Ohrenschmerzen auftreten, und es könnte unter Umständen das Trommelfell platzen. Wenn der Umgebungsdruck absinkt, wie beim Flugzeugstart, beim Auftauchen oder beim Aufwärtsfahren mit dem Fahrstuhl, muß Luft aus dem Innenohr durch die Eustachische Röhre entweichen, was meistens ohne Probleme geschieht. Manchmal helfen wir nach, indem wir den Mund mehrfach weit auf- und zumachen und dabei den Unterkiefer verschieben; dadurch öffnet sich die Eustachische Röhre leichter. Übrigens sinkt beim Flugzeugstart der Druck in der Flugzeugkabine nicht so schnell ab, wie das Flugzeug ansteigt, sondern wird langsam abgelassen, und zwar auch nicht bis auf den Umgebungsdruck, sondern etwa bis auf einen Druck, der in 2400 Metern Höhe über dem Meeresspiegel herrscht. Das ist ein Kompromiß zwischen dem für uns nötigen Sauerstoffdruck und der Problematik starker Druckunterschiede von außen nach innen für die Flugzeugkonstruktion und das Material.

Aus dem Gesagten geht hervor, daß wir beim Fliegen mit starken Erkältungen, besonders bei Entzündungen im Rachenraum, Schwierigkeiten mit den Ohren bekommen können, weil dann durch die Schleimhautanschwellungen die Eustachische Röhre zugeschwollen ist und ein Druckausgleich nicht erfolgen kann. Das Problem betrifft Menschen mit Tinnitus genauso wie alle anderen. Für Menschen mit Tinnitus, die ein gesundes Mittelohr haben, bedeutet das Fliegen kein Problem.

Im Mittelohr gibt es eine weitere wichtige Struktur, die bereits genannt wurde, nämlich die Gehörknöchelchenkette. Sie besteht aus *Hammer*, *Amboß* und *Steigbügel* (die Namen stammen von den Formen der drei Knöchelchen), die in verschiedenen Winkeln miteinander verbunden sind und eine Schallbrücke vom Trommelfell zum ovalen Fenster, einer der Trennmembranen zum Innenohr, herstellen. Zarte Muskelfasern zum Rand der Mittelohrhöhle können die Übertragung der Schallschwingungen sowohl dämpfen als auch verstärken. Dadurch wird ermöglicht, daß wir feinste Schallwellen wahrnehmen und stärksten Lärm meistens unbeschadet ertragen können; in beiden Fällen sind natürlich Grenzen gesetzt.

Im Mittelohr gibt es häufige Erkrankungen, die jeder kennt. Bei der Mittelohrentzündung (*Otitis media*) sammelt sich ent-

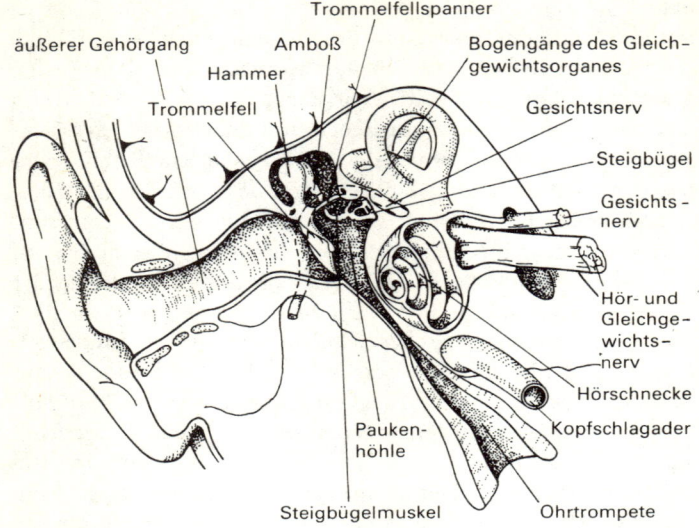

Abb. 1: Das gesamte Ohr (aus H. Feldmann: Tinnitus)

zündliches Sekret in der Paukenhöhle. Es kommt zum Druckanstieg, wobei die Eustachische Röhre oft zugeschwollen ist. Die Folge sind heftige Schmerzen. Es kann erforderlich sein, das Trommelfell zu eröffnen *(Parazentese)*, um den Eiter abfließen zu lassen, damit es nicht zu inneren Zerreißungen oder Zerstörungen kommt.

Beim *Cholesteatom* liegt eine besondere Form der chronischen Mittelohrentzündung vor, die mit Knocheneiterung verbunden ist und mit der Gefahr, daß die Gehörknöchelchen oder auch angrenzende Knochenbereiche unwiederbringlich zerstört werden. Es gibt auch andere schwerwiegende Komplikationen wie Durchbrechen der Entzündung zum Gesichtsnerv, weswegen ein Cholesteatom oft operiert und alles entzündete Material ausgeräumt werden muß.

Bei der *Otosklerose* handelt es sich um eine oft genetisch verankerte Verkalkung des Steigbügels im ovalen Fenster, die

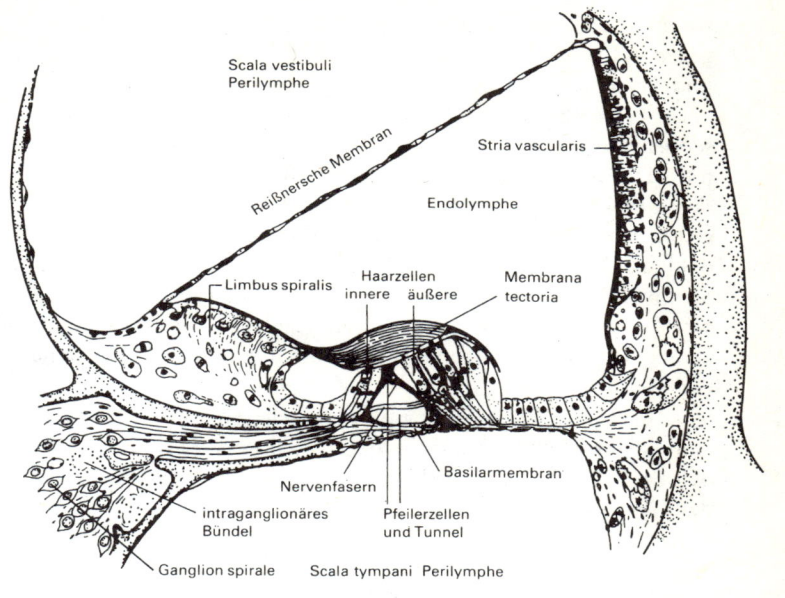

Abb. 2: Querschnitt durch den Schneckenkanal
(aus H. Feldmann: Tinnitus)

zu einer zunehmenden Erschwerung der Schallübertragung
führt, da die Schwingungsfähigkeit verlorengeht. Heute kann
der spezialisierte Arzt in schwerwiegenden Fällen mit opera-
tivem Ersatz des Steigbügels durch köpereigenes Gewebe oder
Kunststoff meist gute Hilfe leisten.

*Das Innenohr* ist ein Hohlraum von etwa derselben Größe
wie das Mittelohr, der mit einer Flüssigkeit, der *Endolymphe*
(innere Flüssigkeit) und der *Perilymphe* (umgebende Flüssigkeit), gefüllt ist und der in der *Felsenbeinpyramide* des Schlä-
fenbeins liegt; diese ist ein Teil der knöchernen Schädelbasis.
Bei schweren Unfällen mit Schädelbasisbruch kann es deshalb
aus dem Gehörgang bluten, und das Innenohr kann schweren
Schaden nehmen. Gott sei Dank ist die Felsenbeinpyramide
aber ein sehr harter Knochen – daher und von seiner Form

stammt der Name –, so daß das Innenohr insgesamt sehr gut gegen die Umwelt und gegen schädigende Einflüsse von außen und Traumatisierungen geschützt ist.

Das Innenohr enthält zwei wichtige Systeme, die *Gehör-schnecke* und das *Gleichgewichtsorgan* (Bogengänge und Vorhof). Die *Schnecke* enthält eine sich schneckenförmig nach außen immer mehr verbreiternde Membran, die *Basilarmembran*. Auf diese Membran überträgt sich der Schalldruck vom ovalen Fenster über die Endolymphe, indem die Vibration des Steigbügels am ovalen Fenster eine Wanderwelle in Gang setzt. Je nach Schallfrequenz übertragen sich die Schwingungen bei den hohen Tönen auf die schmalen und steifen Anteile der Membran in den dünnen basalen Spiralbögen, bei den tiefen Tönen auf die breiten und elastischeren Bereiche. Wenn Anteile der Membran in Schwingung geraten, werden die darauf angeordneten Haare (*Stereozilien*) der *Haarzellen*, die auf der Gegenseite durch die Deckmembran (*membrana tectoria*) fixiert sind, durch Scherkräfte in Bewegung versetzt. Hierdurch kommt es zur Öffnung von Ionenkanälchen an der Spitze der Haare, zum Einstrom von positiven Kaliumionen aus der Endolymphe und zur Entladung der Zelle. Durch die Entladung vieler Haarzellen entsteht ein *Summenaktionspotential* oder – einfacher gesagt – eine elektrische Erregung, die über den Hörnerv weitergeleitet wird. Die Haarzellen sind also die eigentlichen Sinneszellen des Hörorgans.

Eine wichtige Funktion kommt wahrscheinlich sehr zart ausgebildeten Querverbindungen zwischen den *Stereozilien* zu, die aber andererseits äußerst empfindlich sind gegenüber starken mechanischen Einwirkungen wie extremen Scherkräften, die etwa bei akutem, überstarkem Lärm (*Knalltrauma*) oder auch bei chronischer Lärmeinwirkung auftreten. So wird der zerstörerische Mechanismus der Lärmschädigung am Innenohr erklärt, und dies ist auch bei Tierversuchen nachgewiesen worden. Defekte an den Haarzellen sollen zu sogenannten *Leckströmen* (Thomas Lenarz) führen, die – neben anderen Ursachen – für den Tinnitus verantwortlich gemacht werden. Es entstehen also aufgrund einer toxischen Ursache, einer Ernährungsstörung, einer Mangeldurchblutung oder sonstiger Einflüsse Schädigungen an den Haarzellen, die zu spontanen Entladungen führen. Solch eine krankhafte *Spontanaktivität* kann man sich modellhaft im Bereich des Innenohres, des Hörnervs und der zentralen Hörbahn vorstellen.

Die oben gegebene Darstellung des Hörvorganges im Bereich des Innenohres ist stark vereinfacht; ganz abgesehen davon, daß man die genauen Vorgänge im einzelnen noch gar nicht kennt und daß es sich hier wie auch bei der *Leckstromtheorie* um modellhafte Vorstellungen handelt, in denen die Wirklichkeit allenfalls schematisch abgebildet wird.

Das *Gleichgewichtsorgan* besteht zunächst aus einer Höhle, dem *Vestibulum*, das eine gallertige Membran enthält, die viele kleinste Kalksteinchen einschließt. Bei Verlagerung des Kopfes werden durch die Schwerkraft Reize ausgeübt, wodurch die Kopfhaltung und deren Veränderung an das Gehirn weitergemeldet wird. Das Vestibulum ist durch diese Fähigkeit letztlich das Organ, das uns die Orientierung im Raum und den aufrechten Gang ermöglicht. Es ist entwicklungsgeschichtlich der älteste Anteil des Ohres und findet sich in ähnlicher Form schon bei den Hohltieren und Würmern. Des weiteren besteht das Gleichgewichtsorgan des Menschen aus den drei kreisförmigen Bogengängen, die wir uns wie kleine Fahrradschläuche vorstellen können und die in den drei Dimensionen des Raumes angeordnet sind. Bei Kopfbewegungen in den drei Dimensionen geraten die Flüssigkeitssäulen in den Bogengängen in Rotationsbewegung. Je nachdem, in welcher Ebene der Kopf gedreht wird, ist das jeweils in einem der Bogengänge besonders ausgeprägt der Fall. Durch die Strömung werden wiederum haarförmige Sinneszellen ausgelenkt. Das daraus resultierende Nervensignal gibt dem Gehirn in wunderbar abgestimmter Weise Informationen über die Art der Bewegung des Kopfes, wodurch eine wichtige Funktion unseres Gleichgewichtes gewährleistet ist. Die Tatsache, daß die beiden Bogengangsysteme im rechten bzw. linken Ohr spiegelbildlich angeordnet sind, ist Voraussetzung für die räumliche Wahrnehmung.

Die enge Verbindung des Gehör- und des Gleichgewichts-organs führt dazu, daß bei Innenohrschädigungen nicht selten Hörstörungen (Hörminderung, Hörüberempfindlichkeit, Tin-nitus) verbunden sind mit Gleichgewichtsstörungen. Bei Stö-rungen des Gleichgewichtsorgans finden wir immer einen *Drehschwindel*, d. h., daß sich das Bild nach einer Seite, einer Schräge, nach oben oder unten wegdreht. Hiervon zu unter-scheiden ist der Schwankschwindel (Gefühl des Hin- und Her-schwankens), der oft kreislaufbedingt oder auch psychisch bedingt ist *(phobischer Schwindel)*.

Der Vollständigkeit halber sei erwähnt, daß für das Gleich-gewicht außer dem Innenohr auch das Kleinhirn sowie die Tiefensensibilität der Muskeln eine wichtige Rolle spielen.

Das ganze Innenohr, das alle diese Strukturen enthält, ist nur etwa so groß wie ein Bohnenkern; es ist also winzig klein in Anbetracht der Komplexität der Strukturen. Verständli-cherweise sind die versorgenden Blutgefäße ebenfalls sehr fein und dünn. So kann es schnell zu einer Mangelversorgung kommen, wenn die Blutgefäße sich zusammenziehen oder wenn sich in den Blutgefäßen Cholesterin oder Kalk ablagert, oder bei anderen Krankheiten, die zu Blutgefäßveränderungen führen, wie die Zuckerkrankheit. Ebenfalls kommt es zu Schwierigkeiten bei Funktionsstörungen im Blutkreislauf wie beim Blutdruckabfall in der Vollnarkose, bei schweren Infek-tionen, bei Unfällen, bei allergischen Reaktionen oder bei Herzrhythmusstörungen.

Die knöcherne Höhle des Innenohrs ist nicht durch eine einzige Membran, nämlich das *ovale Fenster*, zum Mittelohr hin abgeschlossen, sondern es gibt eine zweite Membran, das *runde Fenster*. Es ist als Ausgleichsmembran erforderlich, sonst könnten die vom ovalen Fenster auf die Endolymphe übertragenen Schwingungen sich nirgends einen entsprechen-den Raum schaffen. Die beiden Membranen befinden sich al-so beim Hören immer in entgegengesetzter Schwingungspha-se: Ist das ovale Fenster nach innen gewölbt, so wölbt sich das runde Fenster gleichzeitig nach außen. Durch starke Druck-wellen (hohe Druckunterschiede zwischen Mittel- und Innenohr, Unfallverletzungen, Detonationen) kann es zum Einriß der Membran des runden Fensters kommen. Dann fließt Perilymphe vom Innen- in das Mittelohr (*Perilymphfistel*). Wenn ein solcher Defekt aufgetreten ist, sind in der Regel ausgeprägte Störungen der Innenohrfunktionen die Folge, und der Defekt muß operativ geschlossen werden.

Zum Hören sind außer dem äußeren, Mittel- und Innenohr verschiedene Strukturen im Nervensystem erforderlich. Die aus der Schnecke stammenden elektrischen Impulse werden im *Hörnerv* gebündelt, die aus Vestibulum und Bogengängen stammenden Nervenimpulse im *Gleichgewichtsnerv*. Beide Nerven vereinigen sich nach kurzem Lauf zum *8. Hirnnerv* (es gibt insgesamt zwölf Nerven, die unmittelbar aus dem Gehirn austreten bzw. in das Gehirn eintreten – 1. bis 12. Hirnnerv – und nicht aus dem Rückenmark). Die Vereinigung des Hör- mit dem Gleichgewichtsnerv hat zur Folge, daß Erkrankungen des 8. Hirnnervs in den meisten Fällen gleichzeitig zu Hörstörungen (Tinnitus und Hörminderung) und Gleichgewichtsstörungen (Drehschwindel) führen.

Der rechte und der linke Nerv ziehen jetzt zum Hirnstamm, dem entwicklungsgeschichtlich ältesten Teil des Gehirns, wo sie durch kreuzende Nervenfasern miteinander in Verbindung treten. Hierdurch wird stereophones oder räumliches Hören möglich. Von hier aus geht der Weg weiter zum *Thalamus*, zum *Limbischen System* und zur *Großhirnrinde*, über deren Bedeutung ich im Kapitel *Tinnitus und Nervensystem* einiges ausführen werde.

Die vielfältigen Innenohrkrankheiten wie Hörsturz, Innenohrschwerhörigkeit, Tinnitus oder Menièresche Krankheit sind in ihrem Krankheitsmechanismus weitgehend ungeklärt, obwohl hierüber in den letzten Jahren intensiv geforscht worden ist. Hierin liegt auch der Grund, weshalb es bis heute eine ursächliche Therapie bei diesen Erkrankungen nicht gibt.

# 2. Ursachen des Tinnitus

Wir unterscheiden die Begriffe *subjektiver* und *objektiver Tinnitus*. Unter objektivem Tinnitus, der sehr selten ist (weniger als 1 Prozent aller Fälle), versteht man ein Ohrgeräusch, das nicht nur der Betroffene hört, sondern das auch vom Arzt gehört werden kann. Es kann hervorgerufen werden durch ein Blutgefäß in der Nachbarschaft des Innenohres, z.B. durch eine Verengung oder einen arteriovenösen Kurzschluß, durch eine Anämie (Blutarmut) oder auch durch ein Muskelfibrillieren im Bereich der kleinen Muskeln des Mittelohres.

Die Begriffe subjektiv und objektiv sind problematisch, weil sie suggerieren, daß die subjektiven Ohrgeräusche in Wirklichkeit nicht existieren und vom Betroffenen nur eingebildet werden. Das ist aber durchaus nicht der Fall, und man tut den betroffenen Menschen damit unrecht. Man hat das übrigens auch inzwischen nachgewiesen. Bei Unfallopfern und Tumorpatienten beispielsweise, bei denen eine Schädeloperation erforderlich wurde und die gleichzeitig unter Tinnitus litten, hat man während der Operation die Erregungspotentiale vom Hörnerv abgeleitet und dabei ganz charakteristische Potentiale von Spontanaktivität gefunden, die niemals bei Patienten vorhanden sind, die nicht unter Tinnitus leiden. Interessanterweise ließen sich diese Potentiale durch die Gabe von Xylocain (s. Kap. 7) unterdrücken, so daß die abgeleiteten Potentiale dann denen eines ohrgesunden Menschen entsprachen. Natürlich konnte man die Patienten während der Operation nicht befragen, ob mit der Medikamentengabe auch gleichzeitig die subjektive Tinnituswahrnehmung verschwunden war, aber das ist tatsächlich anzunehmen und erscheint evident. So wurde durch diese Untersuchungen gewissermaßen ein subjektiver zu einem objektiven Tinnitus.

Die allermeisten Ohrgeräusche sind aber eben nicht objektivierbar, sondern subjektive Wahrnehmungsphänomene, die sich ausschließlich durch die Beschreibung des Betroffenen charakterisieren lassen. Über die Verursachung des subjektiven Tinnitus will ich zunächst eine Übersicht geben.

---

Ursachen des (subjektiven) Tinnitus:
1. Verletzungen
   1.1 Unfälle
   1.2 akute und chronische Lärmschädigung
2. Ernährungsstörungen
   2.1 Sauerstoffmangel (Infarkt, Streß)
   2.2 Vergiftungen (Medikamente, Umweltgifte)
3. Reflektorische Störungen
   3.1 Halswirbelsäule
   3.2 Kiefergelenke
4. Folge von anderen Erkrankungen des Mittel- und Innenohrs, Hörnervs oder Gehirns

---

1. Bei den Verletzungen sind neben der vergleichsweise seltenen unfallbedingten Schädelbasisfraktur in erster Linie die Lärmschädigungen zu nennen. Diese können *akut* auftreten, *Knalltrauma*, z.B. bei Schießübungen, bei sonstigen Explosionen, beim Silvesterfeuerwerk, aber auch bei Rockkonzerten, in der Diskothek oder beim Gebrauch von Walkman-Geräten. Diese Ursachen für Tinnitus gehören zu den häufigsten (etwa ein Drittel aller Fälle) und nehmen durch die heutige Gewohnheit des Musikkonsums junger Menschen zahlenmäßig deutlich zu. Im Kapitel „Prophylaxe und Aufklärung" (Kap. 19) wird hierzu einiges ausgeführt. Eine Hörminderung ist meistenteils als Folge des Lärmtraumas gleichzeitig vorhanden.

Ebenso kann es durch *chronische Lärmeinwirkung* zu Innenohrschädigungen mit der Folge eines Tinnitus kommen. Es handelt sich bei der chronischen Schädigung sozusagen um eine große Anzahl von Mikrotraumata, also kleinsten Verletzungen, die jede für sich keine wahrnehmbaren Schäden und Folgen hätten, diese aber in der Summe sehr wohl haben. (Im Vergleich ist eine Zigarette absolut unschädlich, aber 200 000 Zigaretten, beispielsweise über 30 Jahre verteilt, verursachen statistisch gesehen einen Lungenkrebs.) Diese chronischen

Lärmschädigungen sind häufig berufs- oder umweltbedingt, sie können z.B. auftreten bei Menschen, die in der metallverarbeitenden Industrie tätig sind, wie an Stanzen oder im Tiefbau (Preßlufthämmer), aber auch in vielen anderen Berufen, nicht selten auch bei Berufsmusikern; oder sie können beispielsweise hervorgerufen werden durch lärmexponierte Wohnverhältnisse (z.B. in Flughafennähe). Auch das Freizeitverhalten kann wie gesagt eine wichtige Rolle spielen: Diskothekenbesuche, das Hören von lauter Musik, die Benutzung von Walkman-Geräten oder von Zweitaktmotoren. Auch bei diesen chronischen Schädigungen finden wir regelmäßig gleichzeitig eine Hörstörung.

2. Zu Sauerstoffmangel kann es kommen infolge internistischer Erkrankungen wie Herzrhythmusstörungen oder anderen Kreislaufproblemen, bei der Vollnarkose oder bei Gefäßkrämpfen, wie sie besonders unter Streß auftreten. Streß kann Muskelverkrampfungen hervorrufen, nicht nur z.B. an den Rückenmuskeln oder an der Muskelwand des Magens oder der Gallenblase, sondern auch an den muskulären Wänden der Blutgefäße. Die Folge ist eine funktionelle Minderdurchblutung. Wir kennen das etwa von den Herzkranzgefäßen. Den Zustand nennt man dann *angina pectoris*. Streß verursacht aber auch kalte Hände und kalte Füße. Entspannung hingegen korreliert stets mit Wärmegefühl, Muskelentspannung, guter Durchblutung und Entspannung auch der Muskulatur in den Wänden der Blutgefäße.

Ein Blutgefäßverschluß kann funktionell bedingt (Verkrampfung) und vorübergehend sein. Kommt es zu einem Verschluß durch Bildung eines Thrombus (Blutgerinsels), so sprechen wir von einem *Infarkt*. Streßbelastung spielt beim Herzinfarkt nachweislich eine entscheidende Rolle (Managerkrankheit). Wir wissen andererseits aus tausendfachen Schilderungen von Tinnituspatienten, daß Streßsituationen in der Auslösephase eines Hörsturzes sehr häufig eine Rolle spielen („Infarkt des Innenohres"), und sehr viele Tinnitusbetroffene schildern, daß die Lautstärke ihres Tinnitus und die damit verbundene Belästigung in Abhängigkeit von Stressoren starken Schwankungen unterworfen sind. Der akute Hörsturz ist eine der häufigsten Ursachen für den Tinnitus und macht etwa ein Drittel der Fälle aus. Unter *akutem Hörsturz* versteht man eine meistenteils einseitige akute Hörverschlechterung, die entweder das ganze Spektrum der Frequenzen oder nur einen bestimmten Frequenzbereich (*Hörsenke*) betreffen kann.

Funktionelle Störungen können, wenn sie andauern oder häufig sich wiederholen, zu organischen Schädigungen und bleibenden Defekten führen.

Außer infolge Sauerstoffmangels kann das Innenohr mit seinen feinen und empfindlichen Strukturen leicht durch Gifteinwirkung geschädigt werden. Unter den handelsüblichen Medikamenten und in der Umwelt gibt es viele Substanzen und Gifte, die eine besondere Affinität zum Innenohr haben und als *ototoxisch*, also giftig für das Ohr, bezeichnet werden und die Tinnitus auslösen, unterhalten und verstärken können. Gleichermaßen problematisch sind die *neurotoxischen*, also nervenschädigenden Substanzen. Ich nenne hier die wichtigsten Stoffe:

*Problematische Medikamente*

- Antibiotika, besonders die Tuberkulosemedikamente und die Sulfonamide
- Nitrofurane (Medikamente, die bei Entzündungen der ableitenden Harnwege angewandt werden)
- Antimalariamittel wie Resochin oder Chinin
- wassertreibende Medikamente (Diuretika) wie Furosemid
- blutdrucksenkende Medikamente
- gefäßverengende Medikamente
- in hoher Konzentration und über lange Zeit eingenommen rufen Salizylsäurepräparate (Aspirin) regelmäßig einen Tinnitus hervor; möglicherweise sind Tinnitusbetroffene auch bei mittlerer Dosierung empfindlich gegenüber Acetylsalizylsäure (ASS)

- Antirheumamittel
- Chemotherapeutika (Tumormedikamente, allerdings steht hier der Wert der lebenserhaltenden Therapie gewöhnlich im Vordergrund)
- Östrogene, Gestagene, ganz besonders in Verbindung mit stärkerem Rauchen

*Genußmittel*

- Nikotin, insbesondere massiver akuter Mißbrauch von Alkohol plus Nikotin (die möglichen Nervenschäden sind am Sehnerv bekannt als Tabak-Alkohol-Amblyopie, wobei der Betroffene über Nacht weitgehend erblinden kann).

*Umweltgifte*

- Lösungsmittel sind grundsätzlich Nervengifte wie z. B. Tetrachlorkohlenstoff, Benzol, Nitroverdünner
- Schwefelkohlenstoff (wird vom Kammerjäger zur Raumdurchgasung verwandt)
- Benzindämpfe
- organische Phosphate
- Schwermetallsalze wie Arsenverbindungen, Bleisalze und Quecksilbersalze, Barium, Thallium, Kupfer
- Kohlenmonoxid

Eine umfangreiche Liste über potentiell innenohrschädigende Medikamente kann über die Tinnitus-Liga besorgt werden. Auch hier gilt allerdings, daß sich der Betroffene nicht verunsichern lassen sollte und daß es ausreicht, die wichtigsten und nachgewiesenermaßen schädigenden Substanzen, so weit es geht, zu meiden, die ich oben aufgeführt habe. Sonst wird das Leben mühsam.

3. Unter reflektorischen Störungen verstehe ich Tinnitusverursachung oder -verschlimmerung durch Probleme an der Halswirbelsäule oder den Kiefergelenken. Im Sinn von reflexarti-

gem Geschehen können Funktionsstörungen in diesen Bereichen auf das Innenohr übergreifen. Zum Vergleich kann man sich vorstellen, daß die aufgelegte Wärmflasche bei einer Bauchkolik über nervöse Reflexe auch in der Tiefe entspannend wirkt, obwohl die Wärme auf direktem Wege dort niemals hingelangen könnte; die Wärmflasche müßte denn so heiß sein, daß es unmittelbar zu äußerlichen Verbrennungen käme.

Aufgrund vergleichbarer reflektorischer Vorgänge können auch negative Beeinflussungen der Umgebungsorgane durch nervöse Reflexe stattfinden. So können Schmerzen, Fehlfunktionen, Muskelverspannungen und Durchblutungsstörungen in der Nachbarschaft der Felsenbeinpyramide auch im Innenohr pathogene (krankmachende) Wirkungen entfalten. Auch neigen chronische Störungen dazu, sich in die Nachbarschaft auszubreiten. Störungen am Schultergelenk beispielsweise verursachen dann auch Schmerzen im Arm, im Nackenbereich oder sogar auf der Gegenseite.

4. Die letzte oben aufgeführte Gruppe von Ursachen für Tinnitus sind die Erkrankungen am Mittel- oder Innenohr sowie am Hörnerv und zentralen Nervensystem. Hier sind zu nennen akute virale oder bakterielle Entzündungen am Mittel- und Innenohr (warum gerade die viralen Innenohrentzündungen heutzutage massiv zunehmen, ist bisher nicht geklärt), chronische Eiterungen im Mittelohr (Cholesteatom), Otosklerose, klaffende Tube (die Eustachische Röhre ist normalerweise geschlossen), Schädel-Hirn-Verletzungen, Bruch des Felsenbeins, Akustikusneurinom, multiple Sklerose, Neuropathia vestibularis (Schädigung des 8. Hirnnervs durch verschiedene Einflüsse) und andere Erkrankungen des Mittel- und Innenohres und des zentralen Nervensystems. Auf eine kurze Formel gebracht, können alle Krankheiten an den Systemen des Gehörs das Begleitsymptom eines Tinnitus hervorrufen.

Wir haben also eine Fülle von möglichen ursächlichen Faktoren, die, wie es bei vielen anderen Erkrankungen ebenso der Fall ist, auch zusammenwirken und sich verstärken können (multifaktorielle Verursachung).

# 3. Akuter und chronischer Tinnitus

Von einem *akuten Tinnitus* sprechen wir in den ersten Tagen und allenfalls Wochen nach dem Auftreten. Als Ursache ist häufig eine Verletzung anzunehmen, sei es eine mechanische Verletzung, wie beim Knalltrauma oder bei der chronischen Lärmschädigung, sei es eine chemische Verletzung, wie bei bestimmten Gifteinwirkungen, oder sei es eine Zellschädigung, wie bei Sauerstoffmangel infolge von Durchblutungsproblemen.

Diese Verletzung oder Zellschädigung kann nun, und das ist nicht selten der Fall, mit oder ohne Therapie in relativ kurzer Zeit weitgehend oder vollständig ausheilen, die Krankheitssymptome verschwinden also. Wenn die Verletzung zu groß und die Zellschädigung zu ausgedehnt ist, bleibt ein Defekt zurück, der eine Narbe bildet. Eine fortbestehende Funktionsstörung eben in Form eines anhaltenden Tinnitus und/oder einer anhaltenden Hörminderung sind die Folge.

Aus dem Gesagten geht schon hervor, daß eine „reparierende" Therapiemaßnahme beim akuten Tinnitus so schnell wie möglich erfolgen muß, d. h. in den ersten Stunden oder zumindest in den ersten paar Tagen. Jeder weiß, daß der Zelluntergang und die Narbenbildung nach einer Verletzung recht schnell vonstatten gehen. Man kann hier ruhig einmal die Verletzungen an der äußeren Haut, z. B. durch eine Schnittwunde oder Verbrennung, vergleichen mit der vorgestellten Verletzung im Innenohr.

Wenn sich bereits eine Narbenbildung vollzogen hat und diese abgeschlossen ist, sprechen wir vom *chronischen Tinnitus*. Das ist etwa nach zwei, spätestens nach vier bis sechs Wochen der Fall. Der Maßstab der Bewertung der Begriffe akut und chronisch wird hier also festgemacht an den analogen Begriffen Verletzung und abgeschlossene Narbenbildung. Für den Arzt ist diese Abgrenzung der Begriffe akuter und chronischer Tinnitus deswegen sinnvoll, weil hiermit entsprechende Behandlungsvorstellungen verbunden sind. Solange eine Wunde vorhanden ist, kann man den Heilungsprozeß fördern. Besteht aber eine Narbe, so kann man sie allenfalls massieren, unterspritzen, korrigieren, verdecken oder sich einfach mit ihr abfinden; verschwinden wird sie nicht mehr.

Vom Tinnituspatienten aus betrachtet, sind die Begriffe akut und chronisch möglicherweise ganz anders zu definieren. Das akute Krankheitsstadium ist dann der Zeitraum, wo man als Betroffener den Arzt aufsucht, um wichtige diagnostische Untersuchungen durchführen zu lassen, wo man nach heilenden Behandlungsmaßnahmen sucht und eigentlich mehr oder weniger damit rechnet, daß das Ohrgeräusch morgen, in einer Woche oder zumindest in einem Monat wieder verschwunden sein wird. Von chronischem Tinnitus werden wir bei der Betrachtung aus diesem Blickwinkel sprechen, wenn der Gedanke auftaucht, daß das Geräusch möglicherweise oder wahrscheinlich überhaupt nicht mehr verschwinden wird, daß sich dadurch zwangsläufig einiges im Leben verändern wird und daß entsprechend neue Einstellungs- und Verhaltensweisen erforderlich sein werden. In diesem Krankheitsstadium sind dann auch ganz andere Behandlungsstrategien angezeigt, wie an späterer Stelle in diesem Buch auszuführen sein wird. Es geht dann nicht mehr um Heilung, sondern um Anpassung und Bewältigung. Was den zeitlichen Rahmen anbelangt, werden wir unter *diesem* Gesichtspunkt nach einem halben bis einem Jahr von einem chronischen Tinnitus sprechen.

Es gibt aber auch Tinnitusformen, bei denen offensichtlich keine Verletzung vorliegt, da das Ohrgeräusch kommt und auch zeitweise wieder verschwindet, obgleich es, solange es da ist, außerordentlich lästig sein kann. Hier finden wir dann auch keinen Hörsturz (ein Hörsturz ist immer ein Zeichen für eine „Verletzung"). Wenn das Ohrgeräusch zwischenzeitlich, und sei es nur für relativ kurze Zeit, vollständig verschwindet, liegt immer eine Funktionsstörung vor, die zu diesem Zeitpunkt noch umkehrbar ist und keine „narbige" gewebliche Veränderung ausgebildet hat.

Nehmen wir, um dieses besser zu verstehen, das Beispiel der Herzkranzgefäßerkrankung. Meist werden die Blutgefäße durch Cholesterinablagerungen vorgeschädigt sein. Kommt es jetzt durch zusätzliche schädigende Faktoren, z. B. durch starken Streß, zu einer Verkrampfung der Herzkranzgefäße, so tritt eine Unterbrechung der Durchblutung ein. Das bedeutet für den Herzmuskel akute Sauerstoffnot. Heftige Schmerzen in der linken Brustkorbhälfte und der linken Schulter, oft in den linken Arm ausstrahlend, eventuell auch im Rücken und im Oberbauch konzentriert, sind die Folge: der *angina pectoris*-Anfall. Angina pectoris bedeutet, aus dem Lateinischen übersetzt, Brustenge. Wenn sich die Verkrampfung der Blutgefäße durch Medikamente, durch Entspannung oder einfach mit der Zeit wieder löst, ebbt der Schmerz ab. Es handelt sich um funktionelle Herzbeschwerden auf dem Boden einer beginnenden oder vielleicht auch schon fortgeschrittenen Herzkranzgefäßverkalkung (Arteriosklerose). Funktionelle Beschwerden können ebenso bei gänzlich gefäßgesunden Menschen vorkommen, die also keine organischen Vorschädigungen aufweisen.

Kommt es zu einem vollständigen Verschluß einer Herzkranzarterie, z. B. durch ein Blutgerinsel, so sprechen wir von einem *Herzinfarkt*. Die Beschwerdesymptomatik ist dieselbe, allenfalls heftiger und unter Umständen verbunden mit weiteren Störungen wie Kreislaufschock und vernichtenden Angstgefühlen. Es besteht mit oder ohne ärztliche Hilfe die Möglichkeit, daß sich das Gerinsel wieder auflöst. Dann ist alles wieder heil. Wenn das nicht der Fall ist, geht ein bestimmter Bezirk in der Herzmuskelwand an Sauerstoffnot zugrunde, der nämlich früher von dieser Arterie mit Blut versorgt wurde, und es bildet sich innerhalb weniger Wochen eine Narbe. Der Herzmuskel ist jetzt geschwächt und kann nie mehr ganz gesund werden. Allerdings kann der Betroffene durch entsprechende Verhaltensweisen, Trainingsmaßnahmen und Bewältigungsstrategien meistenteils ein weitgehend oder vollständig normales Leben führen. Im ungünstigen Falle kann die Schädigung am Herzmuskel so groß sein, daß sie irreparabel ist; etwa ein Drittel der Herzinfarktpatienten sterben aus diesem Grunde an Herzversagen oder Ruptur des Herzmuskels oder auch weil besonders prekäre Bereiche wie das Reizleitungssystem des Herzens betroffen sind, was zu lebensbedrohlichen Herzrhythmusstörungen führen kann.

Wir können nun nicht sagen, daß Menschen, die „nur" unter rein funktionellen Störungen leiden, deshalb nicht in ein chronisches Krankheitsstadium hineingeraten können – im Gegenteil. Wenn diese Störungen ein gewisses Ausmaß überschreiten, häufig auftreten und über längere Zeit anhalten, werden wir ebenfalls von einem chronischen Krankheitsgeschehen sprechen. Es bleibt ja auch zu bedenken, daß eine funktionelle Störung gleichzeitig mit einer Organschädigung verbunden sein kann oder auch jederzeit in eine Organschädigung übergehen kann; also anders gesagt, daß ein angina pectoris-Patient jederzeit einen Herzinfarkt erleiden kann.

Die Unterscheidung zwischen akutem und chronischem Krankheitsstadium ist, wenngleich die Begriffe nicht scharf voneinander zu trennen sind, deswegen wichtig, weil sie für die jeweils damit verbundene innere Einstellung und die anzuwendenden therapeutischen Strategien weitreichende Konsequenzen hat.

# 4. Chronische Krankheiten –
## Chronifizierungsprozesse

Die Weltgesundheitsorganisation (WHO) definiert Gesundheit als den Zustand vollkommenen körperlichen, seelischen und sozialen Wohlbefindens. Dies ist eine Idealvorstellung, die in der Wirklichkeit nicht existent ist. Wenn man darüber nachdenkt, scheint es, daß diese Definition des Gesundheitsbegriffs über das medizinische hinaus ein politisches Postulat enthält, vor allem auch in Hinblick auf die Dritte Welt. Tatsächlich aber gibt es diesen Zustand vollkommenen Wohlbefindens allenfalls vorübergehend, und auch dann nur unter Ausblendung vieler anderer Wahrnehmungen, die gleichzeitig ins Bewußtsein gelangen könnten. Diese Tatsache wird uns im Lebensprozeß um so deutlicher, je älter wir werden, weil mit dem Älterwerden fast zwangsläufig gewisse Beschwernisse einhergehen.

Zu einer besseren Definition von gesund und krank finden wir, wenn wir Gesundheit oder Krankheit nicht als einen Zustand betrachten, in dem der Mensch sich befindet, sondern als einen Prozeß, den er (mit-)gestaltet. Außerdem müssen wir das Entweder-oder-Denken aufgeben. Es gibt nicht entweder gesund oder krank, sondern wir befinden uns in einem Prozeß, der ständig durch krankmachende und gesundheitsfördernde Faktoren gestaltet wird. Wir nehmen dann wahr, daß es viele Befindlichkeiten zwischen gesund und krank gibt, und wir müssen etwas Abstand gewinnen von einem abendländischen Denken, das sich stets vorrangig an Zuständen und an der Absolutheit meßbarer Größen und nicht an Prozessen und Systemen orientiert.

Ein realitätsgerechteres Krankheits-Gesundheits-Modell läge also vor, wenn wir die Begriffe *absolutes Wohlbefinden* (Gesundheit) und *unerträgliches Unwohlsein* (Krankheit) als die beiden Endpunkte einer Analogskala betrachten würden und unser sich ständig wechselndes Wohlbefinden irgendwo auf dieser Skala eingezeichnet werden könnte, bezogen auf einen bestimmten Zeitpunkt:

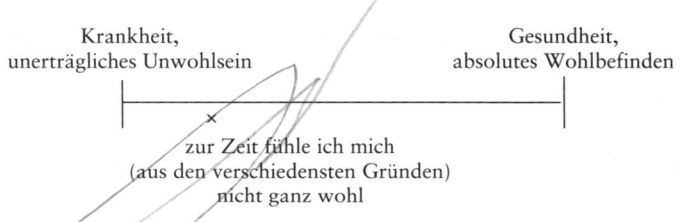

Krankheit,
unerträgliches Unwohlsein

Gesundheit,
absolutes Wohlbefinden

zur Zeit fühle ich mich
(aus den verschiedensten Gründen)
nicht ganz wohl

Abb. 3: Krankheits-Gesundheitsmodell als Kontinuum

Es klang schon an, daß die Betrachtungsweise des Betroffenen sowie die Lenkung seiner Aufmerksamkeit eine große Rolle spielen für sein Wohlsein oder Unwohlsein. So kann z.B. ein Mensch mit erheblichen Behinderungen oder ausgeprägten Schmerzen aufgrund körperlicher Probleme sich weitgehend wohl fühlen, während ein anderer, bei dem anscheinend alle Bedingungen für Gesundheit vorliegen, selbst überhaupt kein Wohlbefinden erlebt.

Typisch für Chronifizierungsprozesse bei Krankheiten ist das immer weiter fortschreitende Unwohlsein, die fortschreitende Beeinträchtigung und Einengung aller Entfaltungsebenen des Menschen, also der körperlichen ebenso wie der seelischen und der sozialen Ebene. Die Tinnituskrankheit ist dafür ein hervorragendes Beispiel. Auf der körperlichen Ebene finden wir die Beeinträchtigung durch das Geräusch und die Hörstörung, die seelische Ebene ist durch das quälende Leiden repräsentiert, die soziale Ebene durch die Einengung sozialer Kontakte und Entfaltungsmöglichkeiten.

Wir wissen, daß ein Krankheitssymptom, das sich ständig in den Mittelpunkt unserer Aufmerksamkeit drängt, dazu neigt, in einem Teufelskreis sich selbst zu verstärken. Die kontinuierliche Wahrnehmung des Krankheitssymptoms fängt unsere Aufmerksamkeit ein. Der Tinnitus bestimmt schließlich, wenn er lange genug andauert, weitgehend das Denken und den Tagesablauf des Betroffenen. Das muß nicht unbedingt so sein, ist aber gleichwohl meistens der Fall. Die Lebensqualität nimmt dann fortschreitend ab. Chronische Krankheiten sind oft, allgemein gesprochen, von einer zunehmenden Minderung der Lebensqualität begleitet. Parallel zur Abbildung 3 zeigt die Abbildung 5 die Kriterien der Lebensqualität.

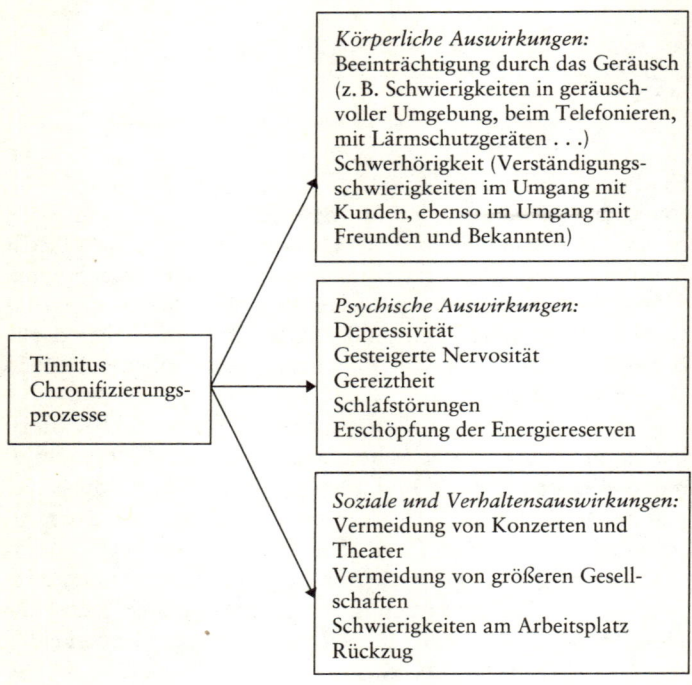

*Körperliche Auswirkungen:*
Beeinträchtigung durch das Geräusch (z. B. Schwierigkeiten in geräuschvoller Umgebung, beim Telefonieren, mit Lärmschutzgeräten ...)
Schwerhörigkeit (Verständigungsschwierigkeiten im Umgang mit Kunden, ebenso im Umgang mit Freunden und Bekannten)

*Psychische Auswirkungen:*
Depressivität
Gesteigerte Nervosität
Gereiztheit
Schlafstörungen
Erschöpfung der Energiereserven

*Soziale und Verhaltensauswirkungen:*
Vermeidung von Konzerten und Theater
Vermeidung von größeren Gesellschaften
Schwierigkeiten am Arbeitsplatz
Rückzug

Tinnitus Chronifizierungsprozesse

Abb. 4: Chronifizierungsprozesse bei Tinnitus

Bei chronischen Krankheiten kommt es im glücklichen Fall durch eigenständige Persönlichkeitsentwicklung zu einer Verbesserung der Lebensqualität. Darüber hinaus können Maßnahmen der medizinischen Rehabilitation helfen. Die Zielrichtung solcher rehabilitativer Maßnahmen ist vor allem auch die Reduzierung der psychosozialen Krankheitsfolgen. Die krankheitsbedingten Einschränkungen sollen also möglichst gering gehalten werden, es geht um Wiederherstellung

32

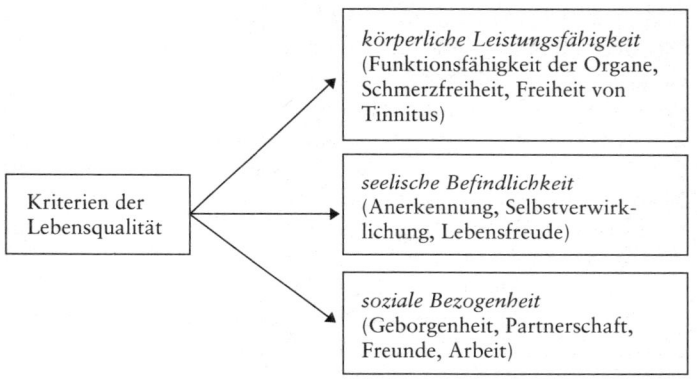

Abb. 5: Kriterien der Lebensqualität

von Leistungsfähigkeit, Persönlichkeitsentfaltung und Lebensfreude. Daneben spielt die *Sekundärprophylaxe* eine wichtige
Rolle. Bezogen auf den Tinnitus würde dieses bedeuten, daß
der Patient die bestmöglichen Voraussetzungen erhalten soll,
damit ein zweiter oder dritter Hörsturz und damit eine fortschreitende Verschlechterung der gesundheitlichen Situation
vermieden werden.

Das defizitäre Element im Krankheitsbegriff liegt bei dieser
Betrachtungsweise also weniger in der vorhandenen Behinderung, als vielmehr in der mangelnden Fähigkeit zur Anpassung an dieselbe und an die gegebenen Umstände. Gesund-
heitsrelevante Faktoren sind unter dieser Betrachtungsweise
zum Beispiel Anpassungsfähigkeit, Handlungsfähigkeit und
Autonomie (Selbstbestimmtheit). In diesem Zusammenhang
ist bemerkenswert, daß die Fähigkeit zur (*freiwilligen*, also
aus der Stärke resultierenden) Anpassung, das Herauskom-
men aus der Hilflosigkeit und die Autonomie der Persönlichkeit grundsätzlich die Kernziele jeden psychotherapeutischen
Handelns, gleich welcher Schule, sind.

In der Medizin und Psychotherapie verwenden wir den Begriff *Coping*. Damit ist gemeint, mit gegebenen (Krankheits-)
Umständen fertig zu werden, sie bestmöglich zu bewältigen,

sich in ihnen einzurichten, einen neuen Lebensentwurf zu erarbeiten, seine Persönlichkeit trotz der Krankheit optimal zu entfalten. Der Holländer Derk Jan Kleinbussink, ehemaliger Generalsekretär des Internationalen Schwerhörigenverbandes und Referent auf dem internationalen Tinnitus-Kongreß im Juni 1996 in Bad Rappenau, der selbst von Tinnitus und Morbus Menière betroffen und nach einem Hörsturz einseitig ertaubt ist, sagte zum Schluß seines Referates, das vom Mut der Krankheitsbewältigung zeugte: „Am Tinnitus kann man nicht sterben. Ich bin ja nicht krank. Ich habe kräftige Muskeln und gesunde Arme und Beine, mit denen ich alles machen und mich bewegen kann. Es gibt so viele Leute, denen es viel schlechter geht als mir."

# 5. Tinnitus und Nervensystem – psychosomatische Aspekte

Das Wort *psychosomatisch* bedeutet, wie schon betont, soviel wie *ganzheitlich*, den ganzen Menschen und die körperlich-seelischen Zusammenhänge betreffend und betrachtend. Die Tinnituserkrankung ist insofern ein Schulbeispiel für psychosomatisches Krankheitsgeschehen und Krankheitsverständnis überhaupt. Ich lade Sie ein, eine Weile meinen Gedanken zu folgen, die Ihnen zunächst neu und auch fremd sein mögen.

Unsere Sinnesorgane sind gleichsam die Tentakel unseres Gehirns; und das Ohr ist in gewisser Weise der wunderbarste dieser Tentakel, ja das wunderbarste Organ des menschlichen Körpers überhaupt. Die ebenso perfekte wie winzige Mechanik im Mittelohr, die je nach Erfordernis gleichermaßen der Schalldämpfung wie der Schallverstärkung dienen kann, ermöglicht es uns, Schalldruck in fast unvorstellbarer Breite wahrzunehmen und in Form von verschiedenen Tönen und Geräuschen zu verarbeiten. Der Unterschied im Schalldruck vom leisesten Ton, den wir gerade noch wahrnehmen können (z. B. dem Flüstern der Blätter im Winde), bis zum lautesten, den unser Ohr noch aushalten kann (z.B. laute Maschinengeräusche) beträgt 1 : 1 Million. Das Innenohr ist als schallempfangendes und -verarbeitendes Organ von außerordentlicher Empfindlichkeit. Bewegungen der Basilarmembran – verantwortlich für die nervöse Erregung – in der Ausdehnung nur eines einzigen Atoms werden noch als Schall registriert.

Doch was geschieht mit dem Ton, nachdem er das Innenohr in Richtung Gehirn verlassen hat? Kann er möglicherweise jenseits des Innenohres, im Gehörnerv oder im Gehirn, verändert werden oder überhaupt dort erst entstehen? Ein großer Teil der tinnitusgeplagten Menschen nimmt, wie erwähnt, den Ton oder das Geräusch gar nicht im Ohr wahr, sondern im Kopf, irgendwo in der Mitte zwischen den Ohren, oft auch im Bereich des Hinterkopfes.

Das Akustikusneurinom, ein Tumor des Hörnervs, kann einen Tinnitus hervorrufen, ohne daß das Innenohr überhaupt beteiligt ist, ebenso wie andere neurologische Erkrankungen. Nach Durchtrennung des Hörnervs besteht ein Tinnitus fort. Dasselbe finden wir bei völliger Ertaubung. Wo entsteht der Tinnitus jetzt, da das Innenohr gar nicht mehr beteiligt ist? In der Theorie bezeichnen wir dieses Phänomen als *Phantomphänomen*, vergleichbar z. B. dem Phantomschmerz nach Amputationen; in einer amputierten Gliedmaße, die also gar nicht mehr vorhanden ist, wird heftiger Schmerz empfunden, der offensichtlich „oberhalb" der Amputationsstelle produziert wird.

Wir wissen aus vielen Beispielen, daß das Gehirn unabhängig von den peripheren Organen Aktivitäten entwickeln kann. Das Gehirn scheint sogar die Neigung zu haben, „sich bei Langeweile selbst zu beschäftigen". In der absoluten Stille schafft das Gehirn sich ein Geräusch. Jeder weiß oder erinnert sich zumindest aus der Zeit *vor* seiner Tinnituserkrankung, daß man die Stille hören kann. Hält man sich nur lange genug in einem stillen Raum auf, so entsteht ein dem Tinnitus ähnliches Ohrenrauschen.

John C. Lilly, der mehr bekannt ist für seine Forschungsarbeiten mit Delphinen als für seine hirnphysiologischen Forschungen, hat dieses Phänomen der akustischen Produktionen des Gehirns in seinen frühen Selbstversuchen im *Isolationstank*, auch *Flotations-* oder *Samadhitank* genannt, wissenschaftlich untersucht (s. Literaturhinweise). Das Prinzip des Isolationstanks besteht in einer totalen *sensorischen Deprivation*, also der Ausschaltung aller von außen kommenden Sinnesreize. Der Benutzer liegt in einem geschlossenen und geräuschisolierten Tank, der eine seitliche Einstiegsöffnung besitzt, und zwar in einer körperwarmen hochprozentigen Salzlösung, die ihn trägt. Er ist also abgeschirmt von Temperatur-, Schwerkraft-, Licht- und akustischen Reizen (Deprivation). In diesem Zustand treten nach einigen Stunden, mit Regelmäßigkeit innerhalb von acht Stunden bewegungslosen Ausharrens, sowohl akustische als auch optische Halluzinationen auf. Bildlich gesprochen scheint eben das Gehirn, der akustischen Reize des Innenohres und der optischen Reize des Auges beraubt, sich selbst beschäftigen zu wollen.

Doch kehren wir zurück zu weniger beunruhigenden Vorstellungen über die Physiologie des Ohres und des Gehirns. Im Innenohr wird der Schalldruck über die Vibration der Basilarmembran und die Pulsation der mit ihr in Verbindung stehenden Flüssigkeitsräume sowie über die dadurch verursachte Auslenkung der Haarzellen in einen elektrischen Impuls umgewandelt, der dann im Hörnerv weitergeleitet wird. Nach kurzem Lauf vereinigt sich der Hörnerv mit dem Gleichgewichtsnerv und führt als 8. Hirnnerv zu den Hirnnervenkernen im unteren Stammhirn, auch Althirn genannt, das entwicklungsgeschichtlich in früher Zeit das zentrale Nervensystem ausmachte, bevor sich, nämlich erst bei den Vögeln und Säugetieren, das Großhirn entwickelte.

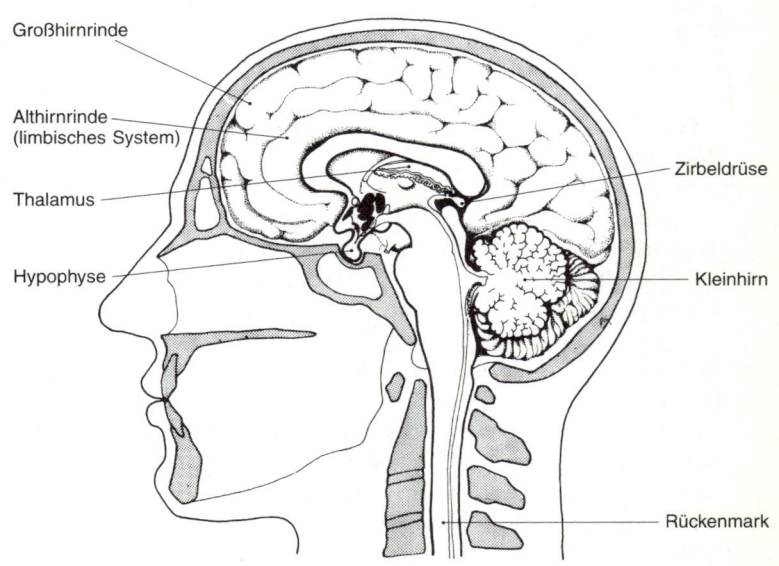

Abb. 6: Schnitt durch das Gehirn
(aus Voss/Herrlinger: Taschenbuch der Anatomie)

Man stelle sich vor, daß sich die entwicklungsgeschichtlich ältesten Anteile des Gehirns innen und nahe am Rückenmark befinden und die entwicklungsgeschichtlich jüngeren und höher entwickelten Anteile mehr nach oben und außen gelagert sind, sich also darum herum gebildet haben. Im sogenannten *Thalamus*, einem höher gelegenen Anteil des *Althirns*, findet, nachdem die Sinnesmeldungen über die Hirnnerven hierher geleitet worden sind, eine Vorzensur statt. Hier entscheidet sich, ob der Sinnesreiz Lust oder Unlust, Irritation, Flucht- oder Vermeidungsreflexe hervorruft. Dann folgt die Weiterleitung auf die Althirnrinde, das sogenannte *limbische System*. Hier erhält die Sinnesmeldung ihre emotionale Färbung und affektive Besetzung. Hier entsteht also z. B. auch der Leidensdruck. *Emotionale Färbung* beschreibt dabei die stimmungsmäßigen Grundresonanzen, die angeschlagen werden, wie angenehm-lustvoll oder unangenehm-aversiv, und *affektive Besetzung* die unmittelbare und spezifische Reaktion auf den Reiz, wie Aufregung, Ekel, Erschrecken. Unter Umständen, beispielsweise bei schwerem Bedrohungsgefühl, kann unmittelbar und unter Auslassung des Großhirns von diesen Hirnzentren aus eine Reaktion, wie Abwehr oder Flucht, in die Wege geleitet werden.

Wir wollen uns jetzt vergegenwärtigen, daß auf einer früheren Entwicklungsstufe das *Althirn* und die *Althirnrinde* für das Individuum eine ähnliche Bedeutung hatten wie bei uns das *Großhirn* mit der *Großhirnrinde* (den sprichwörtlichen grauen Zellen), nämlich das Überleben zu sichern und alle wichtigen Funktionen des Individuums zu koordinieren. Die Althirnrinde gilt als Sitz der ererbten Erinnerungen, der kollektiven Erfahrungen, sie regelt das Trieb- und Instinktverhalten, das, wenn wir uns in Gefahrensituationen befinden, teilweise oder auch ganz die Führungsrolle übernimmt. Das Althirn wird übrigens auch als Sitz des von Sigmund Freud beschriebenen *Unbewußten* (bei Carl Gustav Jung: das *kollektive Unbewußte*) angesehen, nämlich der Anteile an unseren Impulsen, Trieben und Handlungsschemata, die von unserem Bewußtsein nicht ohne weiteres abrufbar und kontrollierbar sind. Insofern hat der Vorgang der emotionalen Einfärbung und affektiven Besetzung der Tinnituswahrnehmung oder auch anderer Sinneswahrnehmungen eine ganz elementare Bedeutung in Hinblick auf Geborgenheits-, Bedrohungs- oder Irritationsgefühle, die nun mit dem Nervenimpuls zur Großhirnrinde weitergeleitet werden, und zwar in die Region des Schläfenlappens (Hörrinde). Hier kommt es zur Bewußtwerdung des Geräusches und der damit verbundenen affektiven Besetzungen sowie zur Wahrnehmung und damit auch Verstärkung des Leidens. Auf der Althirnrinde aber entsteht das Leiden bereits, und zwar im Zusammenhang mit den Erfahrungen und Lebensumständen des Individuums sowie auch mit den kollektiven menschlichen Lebenserfahrungen. In diesem Beziehungsfeld, wo es um Prägungen, Verhaltensweisen und Konflikte des Menschen geht, setzen die tiefenpsychologisch-analytischen Therapiemethoden an.

Es gibt im Gehirn von zentral (dem Großhirnbereich) nach peripher (Althirn und Hörbahn) ziehende Nervenbahnen, die an den Nervenschaltstellen Sinneswahrnehmungen abschwächen und auch verstärken können. Diese Bahnen können von uns spontan nur wenig genutzt werden. Sie spielen aber oft eine wichtige Rolle. So können z.B. Erinnerungen an ein früheres schmerzhaftes Erlebnis ein aktuelles Schmerzerleben erheblich verstärken. Im Rahmen eines Trainings, z.B. eines selbsthypnotischen Trainings (Autogenes Training) können wir diese Möglichkeit der Einflußnahme erlernen und nutzbringend anwenden. So können wir also lernen, die Belästigung durch den Tinnitus deutlich zu verringern. Die Funktionsweise dieses Unterdrückungsmechanismus ist als *Gate Control- Theorie* (R. Melzack und P. D. Wall, 1965) bekannt und z.B. in der Schmerzforschung gut belegt worden; es handelt sich letztlich natürlich um eine *Modellvorstellung*. Sie ist gleichwohl ohne Probleme auf den chronischen Tinnitus übertragbar. Der Begriff *Gate Control* soll ausdrücken, daß diese absteigenden Nervenbahnen wie ein Tor geöffnet und geschlossen werden können, damit die hemmenden Nervenimpulse wirksam werden können oder alternativ unwirksam bleiben.

# 6. Peripherer und zentraler Tinnitus

Der Gehörsinn besteht, wie in den Kapiteln 1 und 5 beschrieben, aus folgenden Anteilen: dem äußeren, dem Mittel- und dem Innenohr; dem Hörnerv, der die Schallinformation an das Gehirn vermittelt; den Umschaltstellen im Hirnstamm und im Mittelhirn, wo Verknüpfungen der Hörbahnen miteinander sowie zum vegetativen Nervensystem und zur Sehbahn geschlossen werden (bei unerwarteten Geräuschen wendet man den Kopf und reagiert möglicherweise mit Schweißausbruch); den vielfältigen Querverbindungen im Bereich der Althirnrinde zu anderen Hirnzentren und schließlich der letzten Wegstrecke zur Hörrinde im seitlichen Bereich der Großhirnrinde.

Früher ging man davon aus, daß das Symptom Tinnitus grundsätzlich im Innenohr entsteht und dort anzusiedeln ist, aufgrund welcher Ursache auch immer. Diese Hypothese hat heute keine Gültigkeit mehr. Gerade in der letzten Zeit sind die Begriffe *peripherer* und *zentraler Tinnitus* stark in die Diskussion gebracht worden, Grund genug, diesem Thema ein eigenes Kapitel zu widmen.

Die Zuordnung *peripher* bedeutet, daß der Tinnitus seine Ursache im Bereich des Innenohres hat, die Zuordnung *zentral*, daß die Ursache im Bereich des Nervensystems liegt. Dem *Innenohr* fallen folgende Aufgaben zu: Rezeption der Schallwelle, Umwandlung in einen elektrischen Impuls und Weiterleitung dieses Impulses. Demgegenüber wird im Nervensystem das Gehörte verarbeitet, d.h., es erhält im Bereich des *Thalamus* und des *limbischen Systems*, wie im letzten Kapitel dargestellt, seine emotionale Färbung und affektive Besetzung und wird dann entweder als unwichtig ausgefiltert oder als bedeutungsvoll – ob im Sinne eines lustvollen oder warnenden Signals – ins Bewußtsein gelassen, also zur Großhirnrinde weitergeleitet, damit dort die gewünschte oder erforderliche Reaktion in Gang gesetzt werden kann. Interessanterweise funktioniert dieser Filter auch im Schlaf perfekt, wie ich gleich ausführen werde.

Das Gehör ist von unseren fünf Sinnen derjenige, der in der embryonalen Entwicklung sich zuerst ausbildet und auch sehr früh funktionsfähig wird, und es ist auch derjenige unserer Sinne, der für das Überleben die wichtigste Rolle spielt (natürlich nicht unbedingt in unserer „Hochzivilisation"). Schon in den allerersten Wochen nach der Befruchtung der menschlichen Eizelle beginnt die Differenzierung des Ohres, und sie ist bereits nach der ersten Schwangerschaftshälfte abgeschlossen. Insofern können wir davon ausgehen, daß das Gehör für die weitere Entwicklung des Embryos eine bedeutende Rolle spielt. Ab der zweiten Schwangerschaftshälfte *hört* der Embryo. Und auch nach der Geburt bleibt das Gehör offensichtlich das wichtigste Sinnesorgan. Im Gegensatz zum Auge, das wir im Schlafe schließen, bleibt das Ohr offen. Wir sind auch nachts und im Schlaf *ganz Ohr*. Das kleinste alarmierende Geräusch läßt uns sofort hellwach sein, wie z.B. das Geräusch, das ein Säugling verursacht, oder andere Geräusche, die eine bedrohliche Information enthalten, während wir ansonsten unter einer erheblichen Lärmkulisse, die uns vom Charakter des Geräusches her nicht alarmiert und nicht bedroht, seelenruhig weiterschlafen können. Diese besondere Leistung im Sinne des Überlebens erbringt das Ohr in Zusammenarbeit mit dem limbischen System.

Es leuchtet ein, daß dieses komplexe System nicht nur auf der Ebene des Innenohrs gestört werden kann, sondern ebenso auch *zentralwärts* davon, also im *Hörnerv*, in den Umschaltstellen im Bereich des *Mittelhirns* (Brücke), im *Thalamus*, im *limbischen System* oder im Bereich des *Großhirns*. Diese Vorstellung drängte sich zwingend auf durch die Erfahrung, daß ein Tinnitus nach Durchtrennung des Hörnervs fortbestehen kann. Zur Durchtrennung des Hörnervs kommt es z.B. nicht ganz selten durch das Wachstum oder durch die unabwendbar notwendige Operation eines *Akustikusneurinoms* (Kleinhirnbrückenwinkeltumor), eines Tumors des Hör- und Gleichgewichtsnervs; die Operation wird deswegen erforderlich, weil der an sich nicht besonders bösartige Tumor aufgrund seiner Lage durch das Wachstum schwerwiegende Zerstörungen verursachen kann.

Früher hat man in verzweifelten Fällen auch versucht, Menschen mit extrem lautem und belästigendem Tinnitus mittels Durchtrennung des Hörnervs Erleichterung zu verschaffen. Das war natürlich grundsätzlich nur zu erwägen, wenn der Tinnitus extrem laut und ganz vorwiegend auf einem Ohr lokalisiert war und wenn das andere Ohr ein gutes Hörvermögen hatte; denn die Operation führte zwangsläufig zu einer Ertaubung des betroffenen Ohres. Diese Operationen erbrachten nicht nur für die Betroffenen sehr enttäuschende, sondern für die Wissenschaft auch äußerst überraschende Ergebnisse. In sämtlichen Fällen war das Tinnitus-Problem damit nämlich überhaupt nicht erledigt. Meistens hatte die Operation keinen Einfluß auf das Ohrgeräusch, in einigen Fällen war der Tinnitus zunächst verschwunden, stellte sich aber innerhalb weniger Tage wieder in der alten Form ein. Eine deutliche Erleichterung wurde niemals erreicht.

Aus welcher Quelle speiste sich der Tinnitus jetzt, nach Durchtrennung des Hörnervs? Und war dies auch schon zuvor die Quelle gewesen, oder hatte sich eine neue aufgetan? Fragen über Fragen stellen sich, die beantwortet werden wollen. Im übrigen, das sei ergänzt, werden solche Operationen heute nirgends mehr durchgeführt.

Fortbestehender Tinnitus nach „Amputation" des Innenohres? Der Vergleich mit dem *Phantomschmerz* drängt sich auf. Es ist allgemein bekannt, daß Menschen, die (z. B. durch einen Unfall) die Amputation eines Fußes, Beines oder Armes erleiden mußten, später unter Phantomschmerzen leiden können, und zwar nicht ausnahmsweise, sondern eher regelhaft. Unter Phantomschmerz versteht man einen meist anfallsartigen und sehr heftigen Schmerz, der vom Betroffenen in dem Bereich des nicht mehr vorhandene Gliedes (*Phantomglied*) wahrgenommen wird, welches sich dadurch gleichermaßen in seiner *Schmerzform* darstellt. Offensichtlich produziert das Gehirn diese *Schmerzform der amputierten Gliedmaße*. Man spricht auch vom *Schmerz-Engramm* oder *Schmerz-Gedächtnis*. Wir können uns bildhaft vorstellen, daß der Verletzungsschmerz bei dem Unfall oder der Operationsschmerz bei der Amputation mit Durchtrennung der Nerven so heftig war, daß sich sein Abbild gleichsam auf der Großhirnrinde oder im limbischen System (der Althirnrinde) *eingebrannt* hat. Man denke vergleichsweise daran, was man sieht, wenn man nach einigen Jahren auf einer sonnenbeschienenen Wand seines Wohnzimmers ein dort ständig hängendes Bild abnimmt: Es hinterläßt eine helle Fläche. Ebenso brennt sich die erste heftige Frühsommersonne in die unbedeckten Areale unserer Haut ein – z. B. am Hemdkragen oder am Ärmelrand – und hinterläßt ihr schmerzhaftes Muster. Und wie ursprünglich der heftige Schmerz des durch den Unfall schwer verletzten Beines seinen Schatten auf die Hirnrinde warf, kann dieses Schattenbild jetzt offensichtlich die *Schmerzgestalt* des amputierten Beines zurück in die Peripherie projizieren.

Ebenso ist es beispielsweise eine häufige Erfahrung, daß peripher lokalisierte chronische Schmerzen auch während einer Spinalanästhesie (Rückenmarksbetäubung), die die Weiterleitung des Schmerzes zum Gehirn verhindert, gleichwohl als Schmerzerlebnis bestehen bleiben können. Anscheinend produziert das Gehirn – zumindest teilweise oder auch überwiegend – dieses Schmerzerleben.

Bei diesem Phänomen spielen offensichtlich Vorgänge im *limbischen System* eine entscheidende Rolle. Das Großhirn scheint von untergeordneter Bedeutung zu sein. Denn auch bei Amputationen, die in Vollnarkose vorgenommen wurden, also unter Ausschaltung der bewußten Wahrnehmung auf der Großhirnrinde, und auch dann, wenn vorher kein Schmerzerlebnis vorhanden gewesen ist (z. B. beim *malignen Melanom* – schwarzer Hautkrebs), finden wir mit derselben Häufigkeit später das Phänomen des Phantomschmerzes, offensichtlich als Korrelat des chirurgischen Amputationstraumas, ohne daß das Großhirn beteiligt war.

In der Chirurgie und in der Anästhesie hat man daraus in den letzten Jahren, und wie es scheint mit gutem Erfolg, Konsequenzen gezogen und ein neues Vorgehen entwickelt. Wird eine Amputation erforderlich, so wendet man neben der Vollnarkose zusätzlich eine lokale Leitungsblockade an, spritzt also Betäubungsmittel wie *Procain* oder *Lidocain* an die aufwärts führenden Nervenbahnen, die dadurch unterbrochen werden und den Amputationsschmerz nicht zum Gehirn (Althirn) weiterleiten können. Dieses Verfahren wendet man auch bei anderen schwereren operativen Eingriffen an. So kann, nimmt man an, der *Schmerzschatten* im Gehirn gar nicht erst entstehen. Es scheint nach den bisherigen Erkenntnissen so zu sein, daß bei diesem Vorgehen das Entstehen von späterem Phantomschmerz zumindest deutlich reduziert wird, sowohl was Häufigkeit als auch was Ausprägung des Schmerzes anbelangt.

Jetzt wird es noch spannender. Ich will berichten über eine kürzlich in der Zeitschrift *Der Schmerz* (Band 10, Heft 1/96) erschienene wissenschaftliche Arbeit aus der Universitätsklinik Kiel (Soyka, Haase, Lindner, Stamer). Es wird die Krankengeschichte einer 55jährigen Frau geschildert, die seit 17 Jahren an chronischen Kreuzschmerzen litt und 12 Jahre zuvor sich einer Bandscheibenoperation im Bereich der Lendenwirbelsäule unterziehen mußte. Diese Operation hatte aber leider, wie so oft, nicht zur Beschwerdelinderung geführt, im Gegenteil. Es hatte sich in immer ausgeprägterer Form ein schweres chronifiziertes Schmerzsyndrom entwickelt, das zu einer zunehmenden Einengung der Entfaltungsmöglichkeiten und zu fortschreitendem Rückzug geführt hatte, bis die Patientin sich schließlich nur noch zwischen Rollstuhl und Bett bewegen, nicht mehr stehen, geschweige denn laufen konnte; so heftig waren ihre Schmerzen. Alle schmerztherapeutischen Maßnahmen waren erschöpft. So hatte man der Patientin z.B. bereits einen Katheter in den Rückenmarkskanal gelegt, durch den kontinuierlich Morphium zugeführt wurde – diese Maßnahme ist oft die *ultima ratio* in der Schmerztherapie. Da die Morphiumtherapie nicht mehr wirksam war, wurde mit der Patientin gemeinsam ein Morphiumentzug besprochen und beschlossen. Im Gefolge trat ein epileptischer Krampfanfall auf und dann ein akutes Herz-Kreislauf-Versagen mit Sauer-

stoffunterversorgung des Gehirns. Die Folge war ein soge-
nanntes *amnestisches Syndrom*, bei dem also durch die anhaltende Sauerstoffunterversorgung des Gehirns eine schwere
Funktionsstörung entsteht und in diesem Falle die Erinnerung
an die letzten 20 Lebensjahre ausgelöscht wurde. Damit hatte
die Patientin auch keine Erinnerung mehr an die gesamte Zeit
ihrer Schmerzkrankheit. Als sie anschließend mit Hilfe der
Krankengymnastin wieder begann, aus dem Bett aufzustehen,
hatte sie keinerlei Schmerzen. Die Gedächtnisstörungen klan-
gen innerhalb von zwei Wochen allmählich ab, und die Patientin wurde wegen der Gefahr des Wiederauftauchens der
Schmerzerinnerung weiterhin konsequent ärztlich betreut. Sie
war schließlich schmerzfrei, wieder voll belastbar, konnte sich
frei bewegen und benötigte keinerlei schmerztherapeutische
Maßnahmen mehr.

In dieser Arbeit wird auch der lebensgeschichtliche Hintergrund dieser Patientin dargestellt, und daraus wird die
Schmerzkrankheit tiefenpsychologisch verständlich. Es würde
zu weit führen, diese Darstellung hier wiederzugeben; gleichwohl ist klar, daß jede Krankheit ihre lebensgeschichtlichen
Zusammenhänge hat sowie auch ihre Bedeutung im Lebensentwurf des oder der Betroffenen, ob man nun eine psycho-
analytische, eine schicksalsgebundene oder spirituelle Betrachtungsweise vorzieht.

In der Schmerzforschung ist man bezüglich der geschilderten Erkenntnisse also schon viel weiter als beim Tinnitus.
Trotzdem lassen sich viele der dargestellten Vorstellungen
leicht auf die Tinnitus-Problematik übertragen. So könnte die
Gewalt bei einem Knalltrauma oder die chronische Lärmeinwirkung bei beruflicher Lärmexposition (z. B. in einem
stahlverarbeitenden Werk) oder auch das chronische Trommelfeuer von Nervenimpulsen bei einer Fehlfunktion in der
Gehörschnecke ebenso einen *Lärmschatten* auf der Althirnrinde *einbrennen*, wie das vergleichsweise beim Schmerz der
Fall ist; dieser würde dann auch nach Verschwinden der ur-
sprünglichen Lärmquelle fortbestehen können, sein Eigenle-
ben führen und Geräusche in das Ohr, das heißt in die Peri-

pherie projizieren, die vom Betroffenen als Tinnitus wahrgenommen werden.

Durch die aktuelle Forschung erhalten diese Theorien einige
Nahrung. So spielte das Thema *peripherer* versus *zentraler
Tinnitus* auf dem Tinnitus-Weltkongreß in Portland, USA,
(1995) eine große Rolle. Das Phänomen Tinnitus sei vorrangig eine *zentrale Verarbeitungsstörung*, hieß es dort. Zwei
wissenschaftliche Zentren haben sich über diese Thematik in
Portland besonders artikuliert: die Schule um Dr. Pawel
Jastreboff an der *University of Baltimore* in USA und die
Schule um Dr. Jonathan Hazell vom *Royal National Institute
for the Deaf* in Großbritannien (deaf = taub). Diese Theorie
der zentralen Verarbeitungsstörung ist im übrigen auch durch
Tierversuche gestützt worden. Man hat nach Lärmexposition
oder auch nach Schädigung des Hörorgans bei Tieren in der
Hörnervenbahn eine erhöhte Spontanaktivität, also einen erhöhten spontanen Erregungszustand nachgewiesen. Wir kennen diese Erfahrung auch aus dem täglichen Leben, denn jeder von uns weiß, daß durch eine ausgeprägte Lärmexposition
z.B. bei einem Popmusikkonzert, auf dem Rummelplatz
oder im tosenden Straßenverkehr auch später – nach Eintreten
der Stille – das Nervensystem und das Gehirn nicht so schnell
zur Ruhe kommen, sondern die Ohren weiter rauschen lassen.

In den letzten Jahren gibt es in der Hirnforschung sehr interessante Hinweise darauf, daß sich mit speziellen Methoden
der Hirnstromableitungen, nämlich mit Computerverar-
beitung der gewonnenen Signale (*brain mapping*), Besonder-
heiten bei tinnitusbetroffenen Menschen feststellen lassen,
die darauf schließen lassen, daß die Quelle der chronischen
Tinnitusgeräusche oft eher im Gehirn als im Ohr sitzen
könnte. Dabei weisen sogar einige Untersuchungen in die
Richtung, daß hier im Verlauf der Chronifizierung eines
Tinnitusleidens ein Veränderungsprozeß stattfinden könnte.
Diese aktuellen Forschungen sind allerdings noch zu vage und
auch zu komplex, als daß sie hier im einzelnen dargestellt
werden könnten.

Aus diesen Erkenntnissen und Überlegungen können für zukünftige therapeutische Entwicklungen neue psychotherapeutische Pfade aufgezeigt werden. Man könnte versuchen, mit hypnotherapeutischen Methoden ein „Vergessen" des Tinnitus zu erreichen. Einzelne Therapeuten empfehlen auch, sich so lange auf den Tinnitus zu konzentrieren und dem Geräusch „zuzuhören", bis das Phantom verschwunden ist. Sie können dieses, sofern Sie tinnitusbetroffen sind, ausprobieren. Sie können beobachten, ob Ihr Tinnitus immer gleich laut ist oder sich in der Lautstärke verändert. Sie müssen dabei alles um sich herum vergessen, nur der Tinnitus ist noch da. Ebenso wie Sie beim Lauschen in der Geräuschlosigkeit erfahren können, daß man *die Stille hören* kann, kann es Ihnen bei der Achtsamkeit auf den Tinnitus geschehen, daß Sie plötzlich nicht mehr sicher sind, ob der Tinnitus überhaupt da ist. Dieses Phänomen ist schwer erklärbar. Ich will Sie aber durchaus ermutigen, diese Übungen auszuprobieren. Wenn Sie aber negative Erfahrungen machen, sollten Sie die Übungen auch nicht fortsetzen, sondern unmittelbar beenden.

Schließlich wird natürlich auch der Psychotherapie im engeren Sinn mehr Aufmerksamkeit zu schenken sein, um die individuellen Konflikthintergründe und lebensgeschichtlichen Zusammenhänge zu erhellen und zu begreifen und so der Krankheit ihre Bedeutung und Sinnhaftigkeit im Lebensentwurf zu nehmen. Näheres zu den psychotherapeutischen Möglichkeiten beim chronischen Tinnitus führe ich im Kapitel 13 aus.

Welche Faktoren sprechen nun für das Vorliegen eines *zentralen*, welche für das Vorliegen eines *peripheren* Tinnitus? Einfacher könnten wir formulieren: Bei Vorliegen welcher Faktoren spielt wahrscheinlich das Gehirn, bei welchen das Innenohr die ausschlaggebende Rolle? Für eine Ursache im Innenohr spricht stets, wenn der Tinnitus gleichzeitig mit einer Hörverschlechterung (*Hörsturz*) auftritt und wenn die Frequenz des Ohrgeräusches identisch ist mit der Frequenz der *Hörsenke* im Audiogramm. Hat der Tinnitus hingegen eine ganz andere Frequenz, in der das Hören nicht gestört ist, erscheint es unsicher, ob der Tinnitus wirklich aus dem Innenohr kommt. Dasselbe gilt, wenn das Gehör gänzlich unbeschadet ist. Ein Tinnitus bei chronischen Lärmschäden, bei Altersschwerhörigkeit und überhaupt bei allen cochleären (in der Gehörschnecke liegenden) Schwerhörigkeiten ist eher im Innenohr anzusiedeln. Ein ständig gleich starker Tinnitus spricht eher für eine Ursache im Innenohr, da der vorhandene Defekt in der Gehörschnecke als eine unabänderliche und weitgehend unbeeinflußbare Tatsache angesehen werden kann. Schwankt der Tinnitus in seiner Ausprägung hingegen stark, so werden wir die Ursache eher im Gehirn lokalisieren, da der Funktionszustand des Gehirns sehr stark abhängig ist von der emotionalen Befindlichkeit, von Streßeinflüssen oder von anderweitigen Hirnaktivitäten. Bei einem Tinnitus, der einmal da und einmal weg ist, kann es sich allerdings auch z. B. um eine funktionelle Druchblutungsstörung handeln, die bisher noch zu keiner irreversiblen organischen Schädigung geführt hat.

Ist in der HNO-ärztlichen Diagnostik der *Lidocain-Test* positiv, wird es sich wahrscheinlich um einen peripheren Tinnitus handeln. Man geht davon aus, daß das Lidocain vermutlich dadurch wirksam ist, daß es das Trommelfeuer der Nervenimpulse aus dem Innenohr unterdrückt und den Hörnerv beruhigt (Näheres zum Lidocain-Test im nächsten Kapitel).

Wenn das Geräusch durch ein Tiefenentspannungstraining in der Lautstärke beeinflußt werden kann oder wenn der Betroffene die Erfahrung gemacht hat, daß durch Streßeinflüsse die Lautstärke des Geräusches sich verstärkt, spricht das eher für *zentrale* Vorgänge. Hier muß man aber genau nachfragen: Geht es wirklich um die Lautstärke oder nicht eher um den Belästigungsgrad oder den Grad der Aufmerksamkeitshinlenkung? Die beiden letztgenannten Phänomene sind bei jedem Tinnitusbetroffenen durch Tiefenentspannung positiv zu beeinflussen, hingegen nicht die absolute Lautstärke.

Wird das Ohrgeräusch ganz umschrieben in *einem* Ohr wahrgenommen, kommt es wahrscheinlich auch aus diesem

Ohr. Zentral verursachter Tinnitus wird von dem Betroffenen hingegen bezüglich seiner Lokalisation oft diffus beschrieben: Das Geräusch sei nicht eigentlich im Ohr, eher in dem Bereich zwischen den Ohren, es wird häufig auch einfach „im Kopf" wahrgenommen, besonders im Hinterkopfbereich. Der zentrale Tinnitus ist auch vom Geräuschcharakter her meist diffuser, in bezug auf Frequenz und Intensität weniger genau beschreibbar.

Ich könnte mir denken, daß nun viele Betroffene nicht unerhebliche Schwierigkeiten haben und sich fragen: Was bedeutet denn nun *zentral* und *peripher*? Wohin gehöre ich? Was muß ich tun, um unter meinem Tinnitus weniger zu leiden?

Für den psychosomatisch orientierten Menschen ist das Problem in Wirklichkeit nicht so groß. Psychosomatisches Denken heißt immer, daß das eine vorhanden sein kann, ohne daß das andere ausgeschlossen ist. Ich bin der Überzeugung, daß viele, aber durchaus nicht alle Ohrgeräusche zunächst durch eine organische Schädigung hervorgerufen werden, wobei allerdings wiederum diese körperliche Schädigung Folge z. B. von heftigem Streß und unbewältigten Konflikten sein kann. Das habe ich immer wieder von meinen Patienten erfahren, die sich in der Phase, bevor das Symptom auftrat, in einer solchen besonderen Streßsituation befunden haben. Aber ich denke auch, daß im Chronifizierungsverlauf einer Tinnituserkrankung sich einiges verändert, daß das Gehirn beginnt, eine größere Rolle zu spielen. Ich meine damit die inneren Bilder, die sich entwickeln: Bilder über den Schmerz, über den Lärm, über *Schmerz-* oder *Tinnitusgestalt*, über Kranksein und Gesundsein, über Hilflosigkeit oder Autonomie, über depressiven Rückzug oder aktive Lebensentfaltung.

# 7. Diagnostik

Zunächst ist beim Auftreten eines Tinnitus eine genaue Erhebung der Krankengeschichte wichtig in Hinblick auf krankheitsverursachende Faktoren in der früheren oder letzten Vergangenheit, sei es in der häuslichen oder in der Arbeitsumgebung des Betroffenen. Abzufragen sind Hinweise auf zugrundeliegende Primärerkrankungen, auf akute oder chronische Lärmschädigungen, auf Stoffwechsel- oder Kreislaufstörungen, auf medikamentöse oder toxische Einflüsse, aber ebenso wichtig sind Hinweise auf besondere Streßfaktoren oder belastende Konfliktsituationen. Wichtig sind auch Fragen nach dem Charakter des Geräusches, der Lokalisation, die Frage, ob es ständig vorhanden ist oder zeitweise verschwindet. Begleitsymptome wie Geräuschüberempfindlichkeit, Schwindel oder Höreinschränkung können bedeutsam sein.

Der erste diagnostische Schritt ist dann die *Ohrspiegelung*, auch die mikroskopische Untersuchung, um Mittelohrprozesse besser erkennen zu können. Ebenso gehört zur Grunduntersuchung die *Audiometrie*, also die Messung der Empfindlichkeit des Gehörs in den verschiedenen Frequenzbereichen, um Hörschäden festzustellen. Durch Tinnitusvertäubung (Überdeckung) kann das Geräusch nach den Angaben des Patienten charakterisiert werden, was wichtig zu dokumentieren ist, damit spätere Veränderungen beschrieben werden können.

Bei der *Tympanometrie* wird die Schwingungsfähigkeit des Trommelfells und der Gehörknöchelchenkette mittels einer Schallsonde gemessen. So können beispielsweise Informationen gewonnen werden über Schäden an den Gehörknöchelchen oder deren Verbindungen, also der „Gelenkigkeit" der Gehörknöchelchenkette. Weiterhin kann bei der Tympanometrie der Druck im Mittelohr gemessen werden. Dadurch lassen sich leicht behandelbare Verursachungen wie ein einfacher Paukenerguß (Flüssigkeitsansammlung im Mittelohr infolge eines Infektes) erkennen, wie er z.B. bei einem einfachen

Schnupfen oder einer allergischen Nasenschleimhautentzündung vorkommt. Hier sind dann keine Infusionen mit durchblutungsfördernden Medikamenten vonnöten, sondern lediglich Nasentropfen, damit die Schleimhäute abschwellen können und das Sekret abfließt.

Der nächste Schritt ist die Untersuchung des Gleichgewichtsapparates. Durch bestimmte Provokationsmethoden wie Wärme- und Kältereize oder schnelle Bewegungen wird die Reaktionsbereitschaft des Gleichgewichtsorgans untersucht. Es ist wichtig festzustellen, ob gleichzeitig der Gleichgewichtssinn durch den Krankheitsprozeß betroffen ist; das ist ein Anlaß für weitere Diagnostik. Hier sind immer neurologische Ursachen, die also zentral vom Vereinigungspunkt des Hör- mit dem Gleichgewichtsnerv liegen, auszuschließen. Es können aber natürlich auch ausgedehnte Krankheitsprozesse im Innenohr wegen der engen Nachbarschaft sowohl das Gehör als auch das Gleichgewicht beeinflussen, ohne daß der Hörnerv oder zentrale nervöse Strukturen betroffen sind, nicht zuletzt bei der *Menièreschen Erkrankung* (s. Kap. 18).

Beim *Lidocain-Test* wird eine bestimmte Dosis dieses Medikamentes, das überwiegend als örtliches Betäubungsmittel eingesetzt wird, mittels einer Infusion in die Blutbahn gegeben. Das muß unter ständiger Herz-Kreislauf-Überwachung geschehen, weil Lidocain auch das Erregungszentrum und die Reizleitung am Herzen beeinflußt. Bei einem relativ hohen Prozentsatz von bis zu 30 Prozent der Tinnituspatienten verschwindet das Geräusch vorübergehend während der Lidocain-Infusion sowie kurze Zeit danach, tritt dann aber regelmäßig wieder auf. Diese Patienten bezeichnet man als *lidocain-positiv*. Das wird als Hinweis darauf gewertet, daß die Ursache für den Tinnitus bei diesen Patienten in einem ständigen Erregungszustand des Innenohres und des Hörnervs liegt ("Nervenschwirren"), der durch das Lidocain gedämpft oder unterdrückt wird.

Die Ableitung der elektrischen Hirnstammpotentiale in der *Hirnstromkurve* (BERA = brain stem evoked response audiometry) dient dem Ausschluß einer Verursachung des Ohrgeräusches im Gehirn, namentlich dem Ausschluß einer tumorösen Erkrankung (am häufigsten ist das Akustikusneurinom, ein Tumor des Hörnervs). Die Untersuchung hat praktisch einen ähnlichen Aussagewert wie ein NMR (*Magnetresonanztomogramm, nuclear magnetic resonance*) oder ein CT (*Computertomogramm*), ist hingegen erheblich weniger aufwendig. Dabei werden durch einen Computer alle Potentiale, die durch eine bestimmte akustische Reizung hervorgerufen werden, rechnerisch summiert, werden so erkennbar, indem sie aus der übrigen Aktivität des Gehirns herausragen (AEP = *akustisch evozierte Potentiale*). Aus dem zeitlichen Abstand zwischen der akustischen Reizung und den evozierten Potentialen läßt sich zusätzlich auf den Ort der Entstehung schließen.

CT und NMR sind Untersuchungsverfahren, für die der Radiologe und der Neurologe eingeschaltet werden müssen und die in erster Linie dem Auffinden von Tumoren dienen. Diese Untersuchungen sind recht aufwendig, so daß sie nicht routinemäßig durchgeführt werden können, sondern nur dann, wenn aus der Vorgeschichte oder aus den vorangegangenen Untersuchungen sich ein spezieller Verdacht ergeben hat.

Die orthopädische Untersuchung der Störungen der Halswirbelsäule, insbesondere ihrer oberen Anteile, kann von großer Bedeutung sein. Durch Beseitigung einer Blockierung der kleinen Wirbelgelenke kann gelegentlich schon einmal ein Tinnitus schlagartig verschwinden. Natürlich ist das leider nur selten der Fall.

Der Kieferchirurg oder der einschlägig erfahrene Zahnarzt muß eingeschaltet werden, wenn Hinweise darauf bestehen, daß eine Störung in den Kiefergelenken oder am Gebiß ursächlich an dem Tinnitus beteiligt sind. Auch durch eine Aufbißschiene oder Regulierung des Bisses durch Korrektur beispielsweise einer Brücke kann ein Tinnitus in einzelnen Fällen vollständig verschwinden. Ebenso kann bei operativer Korrektur einer Unterkieferfehlstellung eine Funktionsstörung im Kiefergelenk als mögliche Ursache eines Tinnitus beseitigt werden.

Der Internist ist gefragt bei der Fahndung nach Herz- und Blutdruckerkrankungen und Stoffwechselstörungen. Wenn auch diese internistischen Krankheiten selten als alleinige Ursache einer Tinnituserkrankung angesehen werden können, so müssen wir gleichwohl davon ausgehen, daß sie zu einer Aufrechterhaltung und Verschlimmerung beitragen können.

# 8. Behandlung des akuten Tinnitus

Ein akuter Tinnitus, besonders wenn er mit einem Hörsturz verbunden ist, aber ebenso nach akuter Lärmschädigung z. B. durch Knalltrauma, Diskothekenbesuch, Rockkonzerte etc., gehört, wenn das Geräusch den ganzen Tag anhält, möglichst schnell, also am besten am folgenden Tage, in die HNO-ärztliche Behandlung. Dabei ist zu bemerken, daß der Betroffene selbst oft den Hörsturz gar nicht wahrnimmt, also die Hörverschlechterung nicht bemerkt, weil sie meistens nur in einem bestimmten Frequenzbereich stattfindet und die übrigen Frequenzbereiche unbeeinflußt sind. Der HNO-Arzt kann durch die Anfertigung eines Audiogramms rasch Sicherheit bringen. Folgende Therapiemaßnahmen müssen sofort in die Wege geleitet werden:

1. Der Patient muß aus seiner Streßsituation herausgenommen werden durch Krankschreibung, evtl. auch durch Krankenhauseinweisung. Letzteres gilt vor allem für Menschen, die zuhause keine hinreichenden Möglichkeiten zu Rückzug, Ruhe und Entspannung haben.

2. Es müssen durchblutungsfördernde Maßnahmen eingeleitet werden. Das geschieht in der Regel in Form von Infusionen mit niedermolekularen Blutexpandern wie niedermolekularem HES (*Hydroxyethylstärke*) oder niedermolekularen *Dextranen*. Die Wirkungsweise beruht darauf, daß in diesen Infusionen Riesenmoleküle vorhanden sind, und zwar winzige Stärkekörnchen, die von der Niere nicht so leicht und schnell ausgeschieden werden können, also in der Blutbahn verweilen, die aber andererseits deutlich kleiner sind als die roten Blutzellen, so daß das Blut insgesamt „dünner" wird (Verminderung der *Viskosität*) und z. B. durch geschädigte oder verkrampfte Blutgefäße leichter hindurchfließt. Diesen Infusionen können durchblutungsfördernde Medikamente zugesetzt werden wie etwa *Pentoxifyllin* (Handelsname *Trental*); gern werden auch *Ginkgo*-Präparate verwendet, obgleich deren durchblutungsfördernde Wirkung wissenschaftlich nicht

nachgewiesen werden konnte. Es gibt viele weitere angeblich durchblutungsfördernde Pharmaka auf dem Markt, die aber ebenfalls weitgehend umstritten sind, was die Nachweisbarkeit der Wirkung anbelangt. Diese Infusionen dürfen, vor allem beim ersten Mal, nur unter ärztlicher Überwachung gegeben werden, da sie selten schwere anaphylaktische Reaktionen (Schock) hervorrufen können.

Eine weitere sinnvolle therapeutische Maßnahme beim akuten Tinnitus und Hörsturz, aber ebenso auch bei der akuten Lärmschädigung, ist die *Sympathikusblockade*. Dabei stellen wir uns folgendes vor: Der Sympathikus, ein Teil des vegetativen Nervensystems, ist u. a. für die Weit- oder Engstellung der Blutgefäße zuständig. Ist er erregt, sind die Blutgefäße enggestellt, der Blutdruck steigt und die periphere Durchblutung nimmt ab. Das ist beispielsweise bei Gefahrensituationen durchaus sinnvoll, damit die lebenswichtigen Organe und vor allem das Gehirn gut mit Blut versorgt werden. Ist der Sympathikus hingegen entspannt oder wird er durch lokale Betäubungsmittel blockiert, so werden die Blutgefäße weitgestellt, d. h., die Durchblutung des betroffenen Gebietes nimmt zu. Der Sympathikus-Nervenknoten, der für das Innenohr zuständig ist, befindet sich rechts und links am Hals, in der Tiefe an der Wirbelsäule gelegen, und zwar auf dem Querfortsatz des siebten Halswirbels: das *ganglion stellatum*. Wird dort eine kleine Menge eines lokalen Betäubungsmittels wie *Lidocain* injiziert, so erfolgt eine Weitstellung der Blutgefäße in der Schädelregion und also auch im Innenohr. Leider ist diese Therapiemethode nicht gänzlich ungefährlich, da sich im Bereich der Injektionsstelle komplexe anatomische Strukturen befinden, wie große Blutgefäße, aber auch der Rückenmarkskanal, die getroffen werden können. Außerdem sind mehrere Stunden anhaltende Nebenwirkungen in Form von Sehstörungen zu erwarten. Die Stellatumblockade kann auch mit etwas Geschick elektrotherapeutisch durchgeführt werden, wobei die Gefahr von möglichen Nebenwirkungen wie Blutungen, Injektion in die Blutbahn oder in den Rückenmarkskanal wegfallen (Elektrotherapie ist kontraindiziert bei Menschen mit einem Herzschrittmacher!). Dabei wird ein TENS-Gerät eingesetzt (*transcutane elektrische Nervenstimulation*). Man legt eine kleinflächige Anode über dem Nervenknoten auf sowie eine großflächige Kathode in der Nackenregion und durchflutet das Ganglion mit einem Gleichstrom. Dadurch kommt es zu einem passageren Funktionsausfall des Sympathikus und damit zu einer Durchblutungssteigerung im erwünschten Gebiet. Die Stellatumblockade mit einem TENS-Gerät ist eine sehr elegante und hochwirksame sowie an Nebenwirkungen arme Therapiemaßnahme zur Durchblutungsförderung beim akuten Hörsturz und Tinnitus, die leider viel zu selten angewandt wird.

Beim Tinnitus ohne nachweisbare Innenohrschädigung, also z.B. ohne Hörsturz, ist die Wirksamkeit durchblutungsfördernder Maßnahmen umstritten. Das wichtigste im therapeutischen Vorgehen ist hier die Streßreduktion, wobei dann auch bald mit einem Tiefenentspannungs- und Streßbewältigungstraining begonnen werden sollte.

Es sei zum Schluß dieses Kapitels noch einmal betont, daß natürlich vor der Therapie die gründliche HNO-ärztliche Untersuchung durchgeführt werden muß. Es gibt ja, wie bereits geschildert, eine Reihe von Ursachen für Ohrgeräusche, die unbedingt auch einer ursächlichen Behandlung bedürfen, wie etwa Krankheitsprozesse im Mittel- oder Innenohr. Manche notwendigen diagnostischen Untersuchungen können erst nach der Akutbehandlung durchgeführt werden. Dasselbe gilt sicher oft für notwendige orthopädische oder kieferchirurgische Untersuchungen.

Eine Therapiemethode, die beim akuten Tinnitus möglicherweise eine gewisse Berechtigung hat, jedenfalls wenn gleichzeitig ein Hörsturz vorhanden ist, ist die Sauerstoff-Überdruckbeatmung. Sie wird heute viel propagiert und auch durchgeführt. Ich selbst beurteile die Erfolgschancen zurückhaltend. Die Gründe hierfür stelle ich in Kapitel 15 dar, wo ich ausführlich auf die hyperbare Sauerstofftherapie eingehe.

# 9. Behandlung des chronischen Tinnitus – Tinnitusbewältigung

Beim chronischen Tinnitus versagen die Behandlungsstrategien, die für den akuten Tinnitus diskutiert wurden und dort sehr wohl wirksam sein können, weil ein Defektzustand eingetreten ist, sich eine „Narbe" gebildet hat. Außerdem sind durch den Chronifizierungsprozeß, wie in Kapitel 4 geschildert, zusätzliche Probleme entstanden. Hier müssen ganz andere Therapiemethoden eingesetzt werden, und es gibt eine Vielzahl von Behandlungsangeboten, wobei es dem betroffenen Laien schwerfällt, zwischen den nützlichen und unnützen zu unterscheiden.

Ein so unübersichtliches Spektrum von Behandlungsangeboten spricht immer dafür, daß eine wirksame und ursachenbezogene Behandlungsmethode nicht vorhanden ist. Denn wenn es ein sicher wirksames therapeutisches Vorgehen gäbe, benötigte man nicht einen ganzen Katalog von Alternativprogrammen. Für den Tinnitusbetroffenen ist es ratsam, sich vor falscher Geschäftemacherei zu schützen. Tinnituspatienten neigen aus ihrer starken Bedrängnis heraus dazu, auch Therapieangebote zu suchen, die außerhalb des Leistungsspektrums der Krankenkassen liegen, wobei dann erhebliche private Kosten entstehen können. Dabei fallen sie dann auch nicht selten auf so manches vage Heilsversprechen herein. Ich möchte hier die wichtigsten gegenwärtig praktizierten therapeutischen Vorgehensweisen aufführen, auch wenn ich die meisten davon für unwirksam halte und feststelle, daß deren Wirksamkeit bis heute wissenschaftlich nicht nachgewiesen werden konnte. Dabei sei betont, daß es mit Sicherheit das wichtigste für den chronisch Tinnitusbetroffenen ist, nicht gegen sein Ohrgeräusch unablässig anzukämpfen und sein ganzes Leben um das Symptom oder die Krankheit herum zu organisieren, sondern sich mit der Behinderung zu arrangieren und zu lernen, sich nicht ständig damit zu beschäftigen, im Gegenteil seine Aufmerksamkeit wieder auf seine gesunden Anteile und seine brachliegenden Entfaltungsmöglichkeiten zu richten. Diesen Lernprozeß nennen wir Krankheitsbewältigung.

Man möge sich erinnern an die sehr bewegenden Bilder der Fernsehübertragungen von den *9. Paralympic Games* (Olympiade behinderter Sportler) in Barcelona im Spätsommer 1992 und an die persönliche Ausstrahlung der dort startenden Athleten, an die Konzentration und Freude, mit der sie sich ihrem Sport voll und ganz widmeten, mit der sie ihre ganze Aufmerksamkeit nicht auf die *Behinderung*, sondern auf die positiven *Möglichkeiten* richteten, und man erinnere sich auch an den Jubel und Freudenrausch der Sieger. Das ist Krankheitsbewältigung im bewundernswertesten Sinne. Das in seinem persönlichen Leben zu erreichen, ist gewiß nicht leicht, aber lohnend. Und es ist die Frage eines konsequenten Trainierens, zu einer solchen Einstellung kommen zu können und sie dann auch zu leben.

Das allerwichtigste in der Therapie des chronischen Tinnitus ist also die Krankheitsbewältigung, und deshalb folgt auch die Darstellung des Tinnitusbewältigungstrainings hier an erster Stelle. Das nächste, was von vorrangiger Wichtigkeit ist, sind die apparativen Methoden zur Hörverbesserung und Tinnitusmaskierung (Überdeckung). Die Darstellung dieses Bereichs folgt an zweiter Stelle. Sämtliche anschließend abgehandelten Therapiemaßnahmen haben bis heute den Beweis ihrer Wirksamkeit nicht erbracht, viele sind sehr teuer, manche gefährlich. Ich stelle das fest, ohne irgendeinem von meinen Lesern, sofern er selbst betroffen ist, seine Hoffnungen nehmen zu wollen. Bei jeder Behandlungsmethode gibt es Erfolge, auch bei jeder Placebo-Behandlung. Ein *Placebo-Medikament* ist ein Scheinmedikament, das tatsächlich gar keinen Wirkstoff enthält. Es ist wirksam durch die Suggestion („Der Glaube versetzt Berge."). Ebenso gibt es Placebo-Effekte bei jeder anderen, nicht-medikamentösen Therapiemethode. Der persönliche Glaube und die Überzeugung des Betroffenen spielen bei jedem Heilungs- oder Selbstheilungsprozeß eine wesentliche Rolle. Ich denke, daß jeder einzelne Betroffene da seinen eigenen Weg gehen muß und daß er letztlich für sich und seine Gesundheit allein die Verantwortung trägt. Jeder hat als Betroffener das Recht zu sagen: „Auch wenn diese Methode statistisch ihre Wirksamkeit bisher nicht erwiesen hat, glaube ich daran und möchte es nicht versäumen, einen Behandlungsversuch zu machen." Von dieser Haltung möchte ich gewiß niemanden abbringen.

---

Behandlungsmöglichkeiten des chronischen Tinnitus im Überblick
(nach Ausschluß behandelbarer Primärerkrankungen)

1. Tinnitusbewältigungstraining (Psychotherapie, Tiefenentspannung, Klangtherapie, Training der Halswirbelsäule, allgemeines Fitneßtraining);
2. Ausschöpfen der Möglichkeiten von Hörgeräten und Geräten zur Maskierung, Retraining-Therapie;
3. Alternativmedizinische Methoden (Neuraltherapie, Akupunktur, Homöopathie);
4. Hyperbare Sauerstofftherapie, Lasertherapie, Elektrotherapie, Operationen.

---

## Das Tinnitusbewältigungstraining

Unter Krankheitsbewältigung verstehen wir ganz allgemein zu lernen, mit einer chronischen Krankheit zu leben und dabei für sich die bestmögliche Lebensentfaltung und Lebensfreude zu erreichen. Das setzt voraus, sich aus der Versorgungshaltung gegenüber seinen Ärzten zu lösen, Eigenverantwortlichkeit für seine Gesundheit zu übernehmen, also aus der Hilflosigkeit herauszugehen und seine Autonomie wiederzuerlangen. Stärkung der Autonomie und Förderung der Selbstentfaltung sind die herausragenden Ziele jeglicher psychotherapeutischer Arbeit. Es bedeutet also, aktiv zu werden, Depressivität zu überwinden, seine inneren Kräfte zu mobilisieren. Es bedeutet weiter, sich von der Fixierung auf die Behinderung und von der ständigen Beschäftigung mit der Behinderung zu lösen.

Das Tinnitusbewältigungstraining, wie wir es im stationären Rahmen durchführen, besteht aus einem verhaltensmedizinisch-psychotherapeutischen Übungs- und Therapie-programm, das vier bis sechs Wochen in Anspruch nimmt. Es gibt auch zwei ambulante Angebote für Tinnitusbewältigung in Deutschland, die auf vergleichbaren Behandlungsgrundsätzen beruhen, allerdings unter Ausschluß der Psychotherapiegruppe: das eine durch die Kurverwaltung in Bad Meinberg in Zusammenarbeit auch mit einigen Mitarbeitern von uns; das andere ist ein aktuelles Forschungsprojekt an der Universität in Düsseldorf unter der Leitung von Frau Prof. Birgit Kröner-Herwig, die auf dem 4. Bad Meinberger Psychosomatischen Symposium im September 1995 darüber berichtete.

Das Übungsprogramm hat das Ziel, dem Patienten zu einem besseren, gesundheitsbewußteren Umgang mit seinen Ohrgeräuschen zu verhelfen. Nach und nach im Verlauf der Übungen verlieren die Ohrgeräusche ihre alles beherrschende Stellung. Schrittweise lernt der Patient, weitgehend medikamentenfrei den Alltag erfolgreich zu bewältigen, trotz und mit seinem Tinnitus. Das gelingt natürlich nur bei entsprechender innerer Bereitschaft zu eigenständiger und aktiver Mithilfe. Beim Bewältigungstraining kann der Patient sich dafür entscheiden, *selbst etwas Neues zu lernen*, und darf nicht vom Arzt erwarten, *geheilt zu werden*. Wenn der Betroffene sich entscheidet, seine Krankheit durch Übungen und aus eigener Kraft zu bewältigen, erhält er auf diesem Wege alle erdenkliche Hilfe durch das therapeutische Team und auch durch den Austausch mit seinen Mitpatienten.

Das *Tinnitusbewältigungstraining* besteht aus:
• Tiefenentspannungstraining
• Verhaltenstraining in der Gruppe
• Psychotherapie
• Medizinischer Information
• Medikamentöser Behandlung, evtl. Entgiftung (bei Medikamentenabhängigkeit)
• Klangtherapie
• Stretching-Übungen
• Fitneßtraining

- Physikalischer Therapie, Krankengymnastik
- Biofeedback-Therapie

## Tiefenentspannungstraining

Am meisten bewährt hat sich das Autogene Training. Es handelt sich um mentale Entspannungsübungen in Konzentration auf bestimmte Körperwahrnehmungen, wie z. B. die Atmung und auch auf geistige Ziele; diese Übungen werden üblicherweise in der Stille durchgeführt. Patienten, die mit ihren Ohrgeräuschen Schwierigkeiten in der Stille haben, sollten sich eine überdeckende, angenehme und ruhige Hintergrundmusik (meditative Musik) wählen.

Bei einem sehr großen Anteil der Tinnituspatienten ist die Lautheit des Ohrgeräusches oder der Grad der damit verbundenen Belästigung in erheblichem Ausmaß abhängig von streßbelasteten Situationen. Streß verstärkt die Beschwerden fast immer. Nun besteht der Streßvorgang aus zwei Anteilen, nämlich aus der äußeren Streßquelle, die man häufig gar nicht oder nur bedingt verändern kann, andererseits aber auch aus der mangelnden Fähigkeit, sich vor Streß zu schützen, sich gleichsam abzuschirmen. Diese Fähigkeit, sich also eine „dicke Haut" zuzulegen, kann man erlernen. Man kann lernen, in seinem vegetativen Nervensystem auch unter Streßbedingungen gelassen und entspannt zu bleiben, so daß der Körper mit seinen Organen, Muskeln und Blutgefäßen nicht negativ, nämlich mit Anspannung und Verkrampfungen, auf den Streß reagiert. Mit dieser vegetativen Entspannung ist immer auch eine psychische Entspannung verbunden, das ist ein „Naturgesetz" des ganzheitlichen Reagierens. Über das Autogene Training, die heute mit Abstand am häufigsten angewandte Entspannungsmethode, können Sie im Kapitel 12 Informationen erhalten.

Andere bewährte Tiefenentspannungstechniken, wie z. B. die *progressive Muskelrelaxation* (Muskelentspannungstraining) nach E. Jacobson, sind vergleichbar wertvoll wie das Autogene Training. Man kann aber auch ebensogut eine Meditationstechnik anwenden, wenn einem das mehr liegt.

Wichtig ist nicht so sehr die Technik, die zur Entspannung führt, sondern die regelmäßige Übung und die persönliche Neigung zur angewandten Methode. Wer keine Erfahrungen hat, sollte sich ruhig zunächst auf das Autogene Training einlassen.

Es gibt eine Reihe von im Alltag angewandten Techniken der Entspannung, die von vielen Menschen zur Krankheitsbewältigung praktiziert werden und die natürlich auch für Tinnitusbetroffene sehr nützlich sein können. Ich möchte im folgenden einen Überblick geben über Tätigkeiten und Techniken, die der Entspannung und Streßbewältigung dienen.

*Methoden zur Entspannung und Streßbewältigung*

   *a. Versenkungsübungen*
   - Autogenes Training (Selbsthypnose) nach Prof. J. H. Schultz
   - Hypnose
   - Meditationsübungen
   - spirituelle Übungen
   *b. Körperliche Übungen*
   - Yoga-Übungen
   - Muskelentspannung nach E. Jacobson (progressive Muskelrelaxation)
   - Funktionelle Entspannung nach Marianne Fuchs
   - Atemtherapie nach Ilse Middendorf
   *c. Biofeedback (apparategestützte Methoden)*
   - Atembiofeedback
   - Hautwiderstandsbiofeedback
   *d. Rhythmusbetonte Sportarten*
   - Laufen, Jogging
   - Radfahren
   - Streckenschwimmen
   - Tanzen, rhythmische Gymnastik
   *e. Musik*
   - Klangtherapie
   - meditative Musik
   - rhythmische Musik

*Verhaltenstraining in der Gruppe*

Durch Verhaltenstraining kann man einen anderen Umgang mit seinem Tinnitus erlernen. Man kann die Erfahrung machen, daß der Tinnitus nicht immer gleich belästigend ist, sondern daß der Grad der Belästigung von der jeweiligen Situation abhängt. Dazu nützt die Führung eines Tinnitus-Tagebuches, in dem die Beziehung von Belästigungsgrad und gleichzeitigen äußeren Ereignissen fortlaufend aufgezeichnet wird.

Man kann lernen, daß es nicht sinnvoll ist, sich ständig mit seinem Tinnitus zu beschäftigen und ohne Aussicht auf Erfolg immer weiter dagegen anzukämpfen, sondern daß es günstiger ist und auch mehr Spaß macht, sich wieder mit positiven Dingen zu befassen, also mit seinen gesunden Anteilen, mit seinen Möglichkeiten und nicht mit dem, was einem nicht mehr ohne weiteres möglich ist. Die Devise heißt also bewußte Ablenkung, gezieltes Umdenken und bewußte Aufmerksamkeitshinlenkung auf erfreuliche Erlebnisbereiche. Dabei hilft der intensive Gedanken- und Erfahrungsaustausch mit Gleichbetroffenen.

*Psychotherapie*

Wir haben oft die Erfahrung gemacht, daß der Tinnitus erstmals aufgetreten ist in besonderen Belastungssituationen, in denen familiäre, berufliche oder persönliche Krisen oder auch unbewältigte Konfliktsituationen eine große Rolle spielten. Auf der anderen Seite werden körperliche Krankheitssymptome wie der Tinnitus oft wiederum durch Krisen und Konflikte verstärkt, so daß leicht ein Teufelskreis wechselseitiger negativer Beeinflussung und Verstärkung entsteht. In der Psychotherapie kann man lernen, Krisensituationen sensibel wahrzunehmen sowie frühzeitig und adäquat darauf zu reagieren oder auch Konflikte besser zu bewältigen. Ausführliche Informationen über die Möglichkeiten der Psychotherapie finden Sie im Kapitel 13.

Es ist zu betonen, daß die Entscheidung für eine Psychotherapie ganz von dem Betroffenen ausgehen muß und daß mit dieser Entscheidung auch ganz konkrete Ziele verbunden sein müssen. Psychotherapie kann nicht verordnet werden, und Psychotherapie in diesem Sinne ist kein Behandlungskonzept für *alle* Tinnitusbetroffenen, zumindest nicht am Anfang der Bewältigungstherapie.

## Medizinische Information

Tinnituspatienten haben in der Regel ein hohes Maß an Informationsbedürfnis, und ich halte es für unbedingt notwendig, daß der Patient alle Informationen auch bekommt, die er haben möchte, um vielleicht dann erst in seiner Krankheitsbewältigung einen neuen Weg einzuschlagen. Schließlich kann ein Betroffener nur dann lernen, mit seinem Tinnitus einvernehmlich zu leben (ohne ihn lieben zu müssen), wenn er alles über ihn weiß und sicher ist, nichts Wesentliches versäumt zu haben. Oft sind in der Vergangenheit wichtige diagnostische oder therapeutische Schritte versäumt worden.

In der medizinischen Gruppensprechstunde werden dem Patienten also alle durch den Arzt vermittelbaren Informationen gegeben, alle Fragen werden beantwortet, wobei die jeweiligen Erfahrungen der anderen Gruppenmitglieder eine Bereicherung darstellen. Der Patient wird auch zur Lektüre einschlägiger Bücher angeregt, um seinen Informationshorizont zu erweitern.

## Medikamentöse Behandlung, evtl. Entgiftung

Bislang ist praktisch keine sinnvolle medikamentöse Behandlung des chronischen Tinnitus bekannt. Die Anwendung von durchblutungsfördernden Arzneien ist nachweislich nur beim akuten Tinnitus angebracht und wirksam. Andererseits ist hinlänglich bekannt, daß ein regelmäßiger und übermäßiger Gebrauch von Schlaf- oder Beruhigungsmitteln eine weitere Problematik entstehen läßt, nämlich die der Medikamentenabhängigkeit. In solchen Fällen ist gleichzeitig mit dem Bewältigungstraining eine mehrtägige Neueinstellung bzw. ein Entzug der Medikamente und eine Entgiftungsbehandlung erforderlich. Informationen zu diesem Thema werden im Kapitel 10 gegeben.

Weitere Medikamentengruppen, die beim chronischen Tinnitus eingesetzt wurden und werden, ohne daß ein faßbarer Hinweis für deren Wirksamkeit vorliegt, sind Antihistaminika (gegen Allergien), Calciumantagonisten (gegen Bluthochdruck), hirnstoffwechselfördernde Mittel, pflanzliche Präparate (vor allem Präparate aus dem Ginkgo-Biloba-Baum), homöopathische Zubereitungen. *Für all diese Präparate wurde der Nachweis ihrer Wirksamkeit bisher nicht erbracht.*

Ein Therapieversuch, der gerechtfertigt erscheint, ist der mit Antikrampfpräparaten bei lidocainpositiven Patienten. Hier wird vor allem Carbamazepin eingesetzt (Handelsname z.B. Tegretal, Timonil). Eine Therapie mit dem Lidocain selbst ist in der Regel einerseits wegen der problematischen Nebenwirkungen und andererseits wegen der kurzen Wirkdauer nur in Einzelfällen angezeigt und erfolgreich.


*Klangtherapie*

Es sind verschiedene Formen der Klangtherapie entwickelt worden. Dabei wird meistens klassische Musik – besonders von Mozart –, je nach persönlichem Geschmack aber auch andere Musik von grundsätzlich beruhigendem Charakter so verändert, daß bestimmte Frequenzbereiche in der Lautstärke hervorgehoben werden, um den Tinnitus zu überdecken oder auch – mit der Hoffnung auf eine heilsame Wirkung – die entsprechende Region in der Gehörschnecke zu stimulieren.

Grundsätzlich sind zwei Effekte bei der Klangtherapie unbestreitbar: der entspannende Effekt einerseits und die überdeckende Wirkung andererseits. Daraus folgt schon, daß die Klangtherapie sich nicht für jedermann eignet. Es gibt zahlreiche Patienten, deren Tinnitus sich nicht überdecken läßt. Sie schildern, daß das innere Geräusch immer weiter in der Lautstärke ansteigt, je lauter die Umgebungsgeräusche (also auch die klangtherapeutische Musik) sind; der Tinnitus „bleibt immer Sieger". Nach Beendigung der Exposition bleibt dann charakteristischerweise der Tinnitus noch für längere Zeit, oft für 2 bis 3 Stunden, lauter als gewöhnlich, bis er auf seinen „normalen" Belästigungsgrad zurückkehrt. Diese Menschen suchen oft die Stille und fühlen sich am wohlsten in der Stille. Von vielen anderen aber wird die Klangtherapie sehr dankbar angenommen und als hilfreich erlebt.

Alle von den „Klangtherapieschulen" behaupteten Wirkungen, die über die Entspannung und die Tinnitusüberdeckung hinausgehen, entbehren bis heute der wissenschaftlichen Nachweisbarkeit und müssen als spekulativ angesehen werden, wenngleich die Forschungen von Alfred Tomatis (s. Literaturhinweise) Hinweise darauf geben, daß Trainingseffekte möglich sind. Manche klangtherapeutischen Verfahren arbeiten sehr aufwendig, indem das Frequenz-Lautstärke-Spektrum der verwendeten Musik der Störung des Patienten individuell angepaßt wird, also der Patient seine individuelle Musik für die Klangtherapie erhält, die dann auf Tonkassetten aufgezeichnet wird. Die Musik wird so entsprechend dem Tinnituston oder -geräusch „individuell aufbereitet". Ob durch eine solche Methode zusätzliche therapeutische Effekte erzielt werden können, erscheint eher zweifelhaft. Es ist dabei zu bedenken, daß Therapiemethoden, die einen großen Aufwand betreiben, dazu geeignet sind, dem Patienten ein hohes Maß an Zuwendung und Befriedigung zu geben, was sich oft in einem ausgeprägten *Placebo-Effekt* niederschlägt, der aber nie von Dauer ist.

Bezugspunkt für die Entwicklung der Klangtherapie ist die wissenschaftliche Arbeit von Alfred Tomatis, geboren 1920 in Nizza, einem französischen Hals-Nasen-Ohrenarzt, der in den französischsprachigen Gebieten Europas ungleich bekannter und beachteter ist als in Deutschland. Die von ihm entwickelten Therapiemethoden werden in mehreren Tomatis-Instituten besonders in Frankreich und Belgien, aber auch in Amerika angewendet. Zunächst hatte Tomatis den Einfluß der Töne und Geräusche, besonders der Stimme und der Herztöne der Mutter auf den menschlichen Embryo erforscht, später die vielfältigen Zusammenhänge zwischen Psyche, Stimme und Hörvermögen. Aus diesen Erkenntnissen heraus entwickelte er eine besondere Methode therapeutischen Vorgehens bei Verhaltensauffälligkeiten von Kindern und Jugendlichen und behandelte sogar kleine Patienten mit frühkindlichem Autismus, einer schweren psychischen Krankheit, bei der das Kind „sich weigert", zu den Personen in seiner Umgebung Kontakt aufzunehmen. Auch beschäftigte sich Tomatis intensiv mit Stimmschwierigkeiten bei Sängern (sein Vater war Opernsänger) und den zugehörigen Hörstörungen. So behandelte er z. B. auch erfolgreich Maria Callas. Er veränderte klassische Musik, besonders die Musik von Mozart, indem er die Frequenzbereiche hervorhob, in denen die Stimmstörung lag, und behandelte dann seine Patienten mit dieser Musik. Dabei stellte er sich vor, daß die „Problemzone" in der Gehörschnecke stimuliert und trainiert und damit ein Heilungsprozeß eingeleitet würde. Der Erfolg sollte also darin bestehen, daß über die Behandlung des Ohres sich die Stimme des Sängers normalisierte und die Stimmstörung verschwand.

Außer beim Tinnitus wird die Tomatis-Therapie heute auch mehr oder weniger erfolgreich bei Konzentrationsstörungen, Gedächtnisstörungen, Migräne, bei Depressionen und psychosomatischen Krankheiten angewendet. Wer sich intensiv für dieses Thema interessiert, dem seien die in den Literaturhinweisen genannten Bücher von Tomatis empfohlen. Tomatis-Institute gibt es in Deutschland z. B. in Heidelberg oder in Knittlingen-Hohenklingen bei Heilbronn.

An dieser Stelle muß ich betonen, daß die Tomatis-Methode nicht der Schulmedizin angehört, daß sich Tomatis selbst gegen eine wissenschaftliche Überprüfung seiner Methode stets vehement gewehrt hat und daß er seinerzeit aus der französischen Ärztekammer ausgetreten ist, um dem drohenden Ausschluß zuvorzukommen, weil seine Arbeit als unwissenschaftlich eingestuft wurde.

# Neuraltherapie

Unter Neuraltherapie verstehen wir die Injektion eines lokalen Betäubungsmittels an Nerven, in Schmerzpunkte (Triggerpunkte) oder als Quaddelung in die Haut. Dabei kommt es zur Unterbrechung der Nervenleitung oder über reflektorische Prozesse zu Einwirkungen in der Tiefe des Körpers. Beim Tinnitus wird eine kleine Menge eines Lokalanästhetikums auf die Vorderseite sowie auf die Rückseite des Warzenfortsatzes gespritzt, das ist der Knochenvorsprung, den man hinter der Ohrmuschel tasten kann und der ein Teil der Felsenbeinpyramide ist. Hierbei werden zwei kleine Nerven betäubt (*nervus auricularis magnus* und *nervus occipitalis minor,* Verbindung zur obersten Halswirbelsäule!). Es wurden auch Injektionsstellen an der Ohrmuschel oder an bestimmten Akupunkturpunkten gewählt. Durch reflektorische Prozesse soll eine Dämpfung des Tinnitus erreicht werden, möglicherweise auch eine Steigerung der Durchblutung im Innenohrbereich. Die Methode ist in dieser Körperregion praktisch frei von Gefahren und Nebenwirkungen, und insofern ist ein Therapieversuch durchaus zu vertreten. Ich habe selbst viele Patienten neuraltherapeutisch behandelt und immer wieder ein Nachlassen, nicht ganz selten auch ein Verschwinden des Tinnitus erlebt. Allerdings habe ich diese Patienten nicht längere Zeit nachbeobachten können, um zu beurteilen, wie sicher der Effekt anhält. Bei Verstärkung der Symptomatik, die gelegentlich vorkommt, muß die Behandlung abgebrochen werden. Der Ehrlichkeit halber ist zu sagen, daß bis heute weder eine exakte wissenschaftliche Vorstellung darüber besteht, welche Wirkung durch diese Injektion im Innenohr hervorgerufen wird, noch ein klarer wissenschaftlicher Nachweis der Wirksamkeit geführt werden konnte. Allerdings fehlen für solche „Außenseitermethoden", die für die Industrie keinen Nutzen bringen, meist die notwendigen Forschungsgelder. Gewiß spielt auch bei der Neuraltherapie der Placebo-Effekt eine Rolle.

## Akupunktur

Für die Akupunktur gelten ganz ähnliche Überlegungen wie für die Neuraltherapie. Auch diese Methode ist nebenwirkungsarm, und insofern ist ein Therapieversuch zu vertreten. Auch bei der Akupunktur gibt es Modellvorstellungen über die Wirkungsweise, die aber – zumindest heute noch – der exakten wissenschaftlichen Faßbarkeit weitgehend entbehren. Wahrscheinlich führt die Akupunktur zur gezielten Ausschüttung von körpereigenen Hormonen wie Tryptophan, Oxytriptan, Endorphin und Serotonin. Zweifellos hat die Akupunktur ebenso wie die Neuraltherapie ihre Erfolge zu verzeichnen. Leider werden die Kosten für Akupunktur nur selten von den Krankenkassen übernommen.

Es wird sowohl die Körper- als auch die Ohrakupunktur eingesetzt. Am Körper werden die Punkte für vegetative Regulationsstörungen, für Hirndurchblutungsstörungen und gegen Schwindel ausgewählt, am Ohr (dieselbe Seite wie die Händigkeit) die Punkte, die für Ohr und Halswirbelsäule spezifisch sind, sowie die für Beruhigung, Schlafen und gegen Depressionen wirksamen Punkte „Shen Men" und „Point de Jérome".

## Homöopathie

Die Homöopathie gehört ebenfalls in den Bereich der Alternativmedizin. Immer wieder kann man positive Wirkungen feststellen, die aber selten wissenschaftlich-statistisch überprüft wurden und auch selten solchen Überprüfungen standgehalten haben. Für jede alternative Heilmethode gilt, ebenso wie in der Schulmedizin, daß die Überzeugung und die positive Einstellung des Betroffenen von entscheidender Bedeutung sind. Auch bei der Homöopathie können wir von einer niedrigen Rate ernsthafter Nebenwirkungen ausgehen.

Die Homöopathie wurde 1810 von Samuel Hahnemann entwickelt. Es werden Krankheiten im Gegensatz zur *Allopathie* (Schulmedizin) mit den krankmachenden Substanzen selbst behandelt bzw. mit Substanzen, die ähnliche Wirkungen hervorrufen (*Simileprinzip, similia similibus curentur*: Gleiches wird mit Gleichem geheilt). Zum zweiten ist charakteristisch, daß die Arzneimittel in extremen Verdünnungen *(Potenzen)* eingesetzt werden, wobei die höchsten Potenzen am wirksamsten sind.

Seriöse Homöopathen arbeiten weitgehend mit Einzelsubstanzen. Gerade die chronischen Erkrankungen werden vom Homöopathen gerne behandelt, wobei die Regulationsprozesse, also die Möglichkeiten der körperlich-seelischen Selbstheilung angeregt werden sollen. Hierbei ist die Rangordnung der Krankheitsebenen zu beachten. Am gefährlichsten sind die Regulationsstörungen im seelischen Bereich (Depressionen, Ängste), es folgen die körperlichen Vitalfunktionen (Herz-Kreislauf, Atmung), dann die nachgeordneten Körperfunktionen. Wichtig für eine solche Behandlung ist das Wissen, daß eine homöopathische Behandlung immer eine ganzheitliche Behandlung ist, daß homöopathische Medikamente nicht mit anderen Medikamenten kombiniert werden dürfen, daß es anfangs zu einer Symptomverschlimmerung und zu einer Krise kommen kann. Wichtig ist auch zu wissen, daß nicht alle Probleme mit Homöopathika zu lösen sind. So kann die Homöopathie keine Störfelder beseitigen. Oft ist auch eine Kombination mit der Psychotherapie hilfreich, weil der Patient sein Verhalten überdenken und Veränderungen in seinem Leben herbeiführen muß.

# 10. Medikamente und Abhängigkeit

Tinnitusbetroffene Menschen sind meiner Erfahrung nach eher selten mit Problemen von Medikamentenabhängigkeit belastet. Dennoch halte ich es für wichtig, hier einiges zu diesem Thema auszuführen, denn immerhin hat ja der Tinnituspatient Beschwerden, die den Griff zu problematischen Medikamenten nahelegen könnten, ich meine insbesondere die überaus häufigen und oft auch sehr quälenden Schlafstörungen.

Abhängigkeiten können hervorgerufen werden durch folgende Medikamentengruppen: *Schlafmittel, Beruhigungsmittel, schwere Schmerzmittel* (Opiate und Opioide, also künstliche Opiate) sowie Schmerzmittel, denen abhängigkeitserzeugende Stoffe beigemischt sind (*Kombinationspräparate*).

Die Unterscheidung, ob ein Medikament als Schlaf- oder Beruhigungsmittel betrachtet wird, ist vor allen Dingen eine Frage der Dosierung, eventuell auch der Wirkungsdauer. Die allermeist verwendeten Substanzen in diesem Bereich sind die *Benzodiazepine*, das sind alles Abkömmlinge der erstentdeckten Substanz *Valium* (Diazepam). Alle diese Medikamente, die meistenteils auf *-zepam* enden, rufen bei längerer regelmäßiger Einnahme potentiell eine Abhängigkeit hervor, und man sollte sie deshalb nicht länger als ein oder zwei Wochen einnehmen. Sie sind also angezeigt für absehbar vorübergehende Krisenzustände, wie z.B. nach schweren Traumatisierungen, Operationen, nach akuten seelischen Belastungssituationen oder bei Erregungszuständen. Damit scheiden sie für die Behandlung von Schlafstörungen bei Tinnituspatienten weitgehend aus.

Grundsätzlich können alle Beruhigungs- und Schlafmittel abhängig machen. Ausgenommen ist von dieser Regel allenfalls das *Chloralhydrat* (Handelsname Chloraldurat), und selbst hier gibt es wissenschaftliche Studien, die die diesbezügliche „Harmlosigkeit" in Zweifel ziehen.

Was sind die wichtigen Kriterien einer Abhängigkeit? Wir unterscheiden die beiden Begriffe der *körperlichen* und der *psychischen Abhängigkeit.* Die Benzodiazepine sind in beider Hinsicht problematisch. Auf der Körperebene wird die Substanz sozusagen in den körpereigenen Stoffwechsel eingebaut und dadurch mehr oder weniger „unentbehrlich". Wichtig dabei ist, daß sie ihre ursprüngliche beruhigende Wirkung verliert und daß es sogar zu einer Wirkungsumkehr kommen kann, daß also das Beruhigungsmittel nicht mehr beruhigend wirkt, sondern aufputscht. Dieser Umkehrungsprozeß beginnt bei Valium gelegentlich schon nach einer Einnahmedauer von einer Woche. In einigen Fällen kann das dazu führen, daß Menschen, die seit längerer Zeit, also seit Monaten oder Jahren unter Beruhigungsmitteln stehen, schließlich in hochgradigen Erregungs- und Angstzuständen zur stationären Krankenhausaufnahme kommen.

Der Patient ist sich dieser Problematik meist nicht bewußt, weil diese Wirkungsumkehr ein allmählicher Vorgang ist und weil auftretende Störungen eher der Grundkrankheit zugeschrieben werden als der „heilbringenden" Medikamenteneinnahme. An der Problematik der Entzugssymptome kann man dies leicht deutlich machen. Wenn man, nachdem eine Abhängigkeit aufgetreten ist, dem Körper das Medikament entzieht, kommt es zu einem *rebound-Phänomen,* d.h. das Symptom, das bekämpft werden sollte, tritt nun überdeutlich hervor, also z.B. die Schlafstörung. Diese Tatsache betrachtet der Betroffene oft geradezu als Beweis, daß das Medikament gewirkt hat und die Einnahme notwendig war. Wartet man aber einige Tage ab, bis der Organismus sich wieder umgewöhnt hat, so ist der Schlaf ohne Medikament ebensogut oder sogar besser als zuvor mit Medikament.

Die Entgiftungsphase bei chronischer Benzodiazepinmedikation dauert relativ lange, nämlich zwei bis drei Wochen. Das liegt daran, daß diese Substanzen nur langsam aus dem Körper ausgeschieden werden; sie besitzen eine lange *Halbwertzeit,* das ist die Zeit, innerhalb derer die Hälfte der Medikamentenkonzentration wieder ausgeschieden worden ist. Die Entzugssymptomatik ist, wenn die Behandlung durch den Fachmann durchgeführt wird, meistens nicht dramatisch und kann zudem durch Ersatzmedikamente gemildert werden. In einigen Fällen kommt es aber zu schwerwiegenden Problemen, wie z. B. schweren Störungen des Schlaf-Wach-Rhythmus, zu Depression, starker innerer Unruhe und Angstgefühlen bis hin zu Suizidgedanken und selten auch zu psychosenahen Symptomen. Auch können bei hierzu disponierten Menschen gelegentlich epileptische Anfälle auftreten.

Oft taucht bei meinen Patienten die Frage auf: Wie ist es denn mit pflanzlichen Beruhigungs- und Schlafmitteln, wie z. B. Hypericum (Johanniskraut), Baldrian, Beruhigungs- oder Schlaftee? Nun, kurz gesagt: Diese Zubereitungen sind vergleichsweise ungefährlich, so daß ich den Standpunkt vertrete, daß sie eingesetzt werden können, auch über längere Zeit, wenn die Indikation besteht. Daß sie ganz ungefährlich sind, kann man nicht sagen. Grundsätzlich kann jede Substanz, die auf den Körper eine Wirkung ausübt, auch Nebenwirkungen haben. Das deutlich niedrigere Abhängigkeitspotential von pflanzlichen Präparaten ist vor allem darauf zurückzuführen, daß es sich stets um ein Gemisch von einer großen Anzahl wirksamer Substanzen handelt, so daß die einzelne Substanz nur in vergleichsweise geringer Konzentration vorhanden ist.

Neben dem Begriff der körperlichen Abhängigkeit kennen wir den der psychischen oder seelischen Abhängigkeit. Hiermit wird das kategorische, manchmal unstillbare Verlangen nach der Tablette oder der Droge bezeichnet und die damit verbundene Überzeugung, ohne dieselbe nicht leben zu können. Oft rührt diese Überzeugung von der Beobachtung der Entzugserscheinungen her, so daß beide Begriffe, körperliche und psychische Abhängigkeit, eng zusammengehören. Die psychische Abhängigkeit macht es dem Arzt oft schwer, unter Umständen unmöglich, eine an sich angezeigte Entgiftungsbehandlung durchzuführen. Es ist dann eine parallele psychotherapeutische Behandlung notwendig, in der Regel im stationären Rahmen einer spezialisierten Klinik.

Was verstehen wir unter *Psychopharmaka*? Im weiteren Sinne des Wortes gehören die Beruhigungs- und die Schlafmittel dazu. Denn der Begriff Psychopharmakon bezeichnet lediglich eine Substanz, die die psychische Befindlichkeit beeinflußt und verändert. Unter Psychopharmaka im engeren Sinne des Wortes verstehen wir hauptsächlich zwei Substanzgruppen: die sogenannten *Neuroleptika*, die bei der Behandlung von Psychosen, auch von schweren Angst- oder Erregungszuständen anderer Ursache eine wichtige Rolle spielen, sowie die *Antidepressiva* oder auch *Thymoleptika*. Letztere können bei Tinnituspatienten eine sinnvolle Anwendung finden. Es ist bekannt, daß mit schwerer Tinnitussymptomatik oft auch ausgeprägt depressive Zustandsbilder vergesellschaftet sind. Nach Gerhard Goebel (s. Literaturhinweise) leiden 67 Prozent der Patienten mit komplexem chronischem Tinnitus unter schweren Depressionen, und viele sind auch bezüglich ihrer früheren Krankengeschichte von psychiatrischen Vorerkrankungen betroffen. Tinnitusbelästigung und Depression verstärken sich wechselseitig in einem Teufelskreis. Die medikamentöse Behandlung der Depression, die durch den Nervenarzt erfolgen sollte, kann segensreich sein, diesen Teufelskreis durchbrechen und aus der Depression herausführen. Die Tatsache, daß einige antidepressive Medikamente gleichzeitig auf das Nervensystem beruhigend wirken und einen schlafanstoßenden Effekt haben, kann für die Behandlung der meist vorhandenen Schlafstörung nutzbar gemacht werden. Solche beruhigend wirkenden Antidepressiva sind vor allem *Amitriptylin* (Handelsname Equilibrin, Laroxyl, Saroten, Tryptizol) oder *Doxepin* (Handelsname Aponal, Sinquan). Antidepressiva ebenso wie Neuroleptika machen nicht abhängig und können auch über längere Zeit verordnet werden, allerdings nur unter regelmäßiger ärztlicher Beobachtung, da sie nicht ganz harmlose Nebenwirkungen haben (Herz, Blutbild, Ausscheidungsstörungen).

Auf die Problematik des Mißbrauchs und der Abhängigkeit von schweren Schmerzmitteln will ich im Rahmen dieses Buches nicht näher eingehen.

# 11. Streß und Schlafstörungen –
## die ultradianen Rhythmen

Die wichtigsten Kriterien für „Leben" gegenüber „toter Materie" sind der *Stoffwechsel in einem halboffenen System*, die *Generativität* (Fähigkeit, sich fortzupflanzen) und die *Pulsation* (rhythmische dreidimensionale Bewegungen). Gleichwohl gibt es diese Phänomene mehr oder weniger auch in der „unbelebten Natur". Diese Tatsache wie auch die neue Erkenntnis, daß die Materie über Gedächtnisfunktionen verfügt, ist Anlaß genug, über unsere übliche Unterscheidung zwischen Leben und unbelebter Materie neu nachzudenken.

So besitzt beispielsweise ein Kristall die Fähigkeit, sich selbst zu generieren (identische Reproduktion, die typische Eigenschaft des Chromosoms). Halboffene Systeme mit einem Energiehaushalt sind z. B. auch Biotope insgesamt, also nicht nur deren „lebendige" Individuen. Und Pulsationen können wir überall im Kosmos beobachten, Sterne (Pulsare) und der Kosmos selbst pulsieren. In für uns unvorstellbar langen Zeiträumen dehnen sie sich aus und ziehen sich wieder zusammen in ihrem eigenen Rhythmus.

In der belebten Natur finden wir Pulsationen allüberall. Die einzelnen Elemente in der Zelle pulsieren ebenso wie die Zelle selbst oder einzellige Lebewesen, ebenso wie unsere Organe, unser Herz und unsere Atmung. Die Pulsationen sind hochfrequente Rhythmen des Lebens. Darüber hinaus besteht das ganze Leben überall aus rhythmischen und zyklischen Prozessen. Welche Bedeutung diese Rhythmen, sowohl die inneren wie unsere Atmung als die von außen kommenden, seien es nun optische, akustische oder taktile Reize, für unsere Befindlichkeit und unser Wohlgefühl haben, wie sehr sie uns beeinflussen, können wir leicht erinnern, wenn wir daran denken, welche Wirkung der Herzschlag der Mutter auf den Embryo hat, die Wiege auf den Säugling oder das Schaukelpferd und die Schaukel auf das Kleinkind, rhythmische Musik und Tanz – alle drei Sinne: Bewegung, Augen und Ohren ansprechend –

auf den erwachsenen Menschen. Unser Leben wird gestaltet und gesteuert durch die mannigfaltigsten Rhythmen.

## Circadiane, infradiane und ultradiane Rhythmen

Nach ihrer Frequenz unterscheiden wir verschiedene innere biologische Rhythmen: die *circadianen Rhythmen*, die sich einmal täglich wiederholen, wie der Wach-Schlaf-Rhythmus oder die Tagesrhythmen der inneren Organe, des Blutdrucks und Kreislaufs, des Stoffwechsels und der Hormondrüsen.

Rhythmen mit niedrigerer Frequenz, die sich also nur alle paar Tage, Wochen oder Monate bzw. nur einmal im Jahr wiederholen, nennen wir *infradiane Rhythmen*, wie z.B. den Mondrhythmus, der unsere Gestimmtheit beeinflußt und in dem sich die Fruchtbarkeit vollzieht (auch der Mann hat monatliche Hormonschwankungen mit entsprechender Beeinträchtigung der Stimmung und der Aktivität), oder die jahreszeitlichen Rhythmen, die bei vielen Krankheiten und bei der seelischen Befindlichkeit eine große Rolle spielen. Denken Sie z.B. an die Winterdepression, die durch den Mangel an Tageslicht ausgelöst oder gefördert wird (entwicklungsgeschichtlich betrachtet, handelt es sich möglicherweise um ein Überbleibsel des Winterschlafs bei diversen Tierarten). Ebenso ist bekannt, daß im Mai und im September die Selbsttötungsrate steigt, daß es im Frühjahr und im Herbst vermehrt Magengeschwüre gibt oder daß in bestimmten Monaten vermehrt Zwillinge geboren werden.

Kürzere Rhythmen als ein Tag nennen wir *ultradiane Rhythmen*, sie wiederholen sich mehrfach innerhalb von 24 Stunden. Ganz bedeutende ultradiane Rhythmen sind beispielsweise der Herz- und der Atemrhythmus. Ein für unsere Befindlichkeit und unsere Gesundheit entscheidender ultradianer Rhythmus ist der Rhythmus unserer Vigilanz, also die rhythmischen Schwankungen von Wachheit und Aktivität. Wir haben kontinuierlich etwa 90minütige Hochleistungsphasen, die sich mit etwa 15- bis 20minütigen Phasen der Leistungsminderung oder der Entspannung abwechseln. So ist

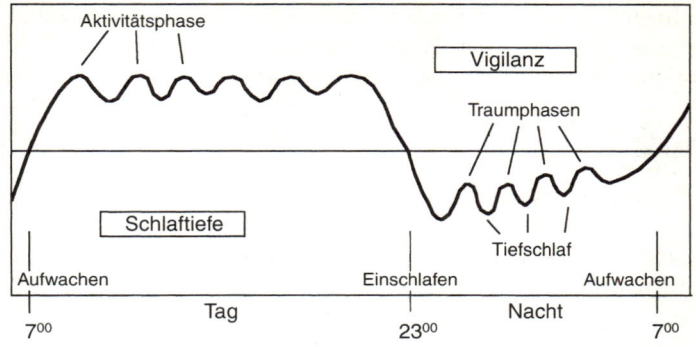

Abb. 7: Ultradiane Vigilanzrhythmen

es kein Zufall, daß bei einer normalen Arbeitszeit von 8.00 bis 17.00 Uhr morgens gegen 9.30 Uhr und nachmittags gegen 15 oder 15.30 Uhr 20minütige Pausen den Arbeitsprozeß oder den Schulunterricht unterbrechen, um diese wichtige Zeit zur Entspannung anzubieten. Das ist kein Zufall, sondern Ausdruck unseres tief verwurzelten Bedürfnisses, den ultradianen Rhythmen zu folgen. Gleichfalls wird verständlich, daß sich herausgestellt hat, daß ein Kinofilm die Dauer von 90 Minuten nicht überschreiten sollte.

Auch nachts setzen sich diese ultradianen Rhythmen fort, wenngleich in umgekehrtem Sinne. Der Schlaf wird eingeleitet durch eine etwa 90minütige Tiefschlafphase, es folgt eine 15- bis 20minütige Traumphase mit leichtem Schlaf (*REM-Phase* = rapid eye movements), und so wiederholen sich diese beiden Phasen mit allmählicher Abnahme der Schlaftiefe bis zum morgendlichen Aufwachen. In Abbildung 7 ist dieser ultradiane Rhythmus der Vigilanz dargestellt.

In der 90minütigen Aktivitätsphase überwiegt der Tonus des *sympathischen Nervensystems*, das für die Herz- und Kreislauftätigkeit zuständig ist und somit Energie bereitstellt. In der 20minütigen Erholungsphase ist der Tonus des *Parasympathikus* erhöht, während die Sympathikuserregung nachläßt. Entsprechend stellt sich alle 90 Minuten ein leichtes

77

Hungergefühl ein, ebenfalls leichter Harndrang, auch steigt die sexuelle Stimulationsbereitschaft. Der Parasympathikus stimuliert nämlich die Organe des Bauchraumes.

## Streß

Die Achtsamkeit auf die ultradianen Rhythmen ist für unser Wohlbefinden und unsere Gesundheit von ausschlaggebender Bedeutung. Wenn wir auf unser rhythmisches Bedürfnis nach Pausen und nach Entspannung nicht hören, setzen wir uns unter krankmachenden Dauerstreß *(Dysstreß)*. Diese Tatsache ist für viele tinnitusbetroffene Menschen besonders wichtig, weil diese oft betont pflichtbewußt und leistungsorientiert sind und dazu neigen, die Signale ihres Körpers zu überhören und bei der Arbeit rein kopfgesteuert ein Maximum an Leistung und Genauigkeit zu erbringen. Viele von ihnen bemerken gleichwohl, daß die Tinnitusbelästigung mit zunehmendem Streß ansteigt. In diesen Fällen ist es im Sinn der Bilanzierung der herrschenden Lebensumstände ganz wichtig, einmal zu überdenken, inwieweit man sich ständig überfordern darf und inwiefern man es versäumt, achtsam mit seinem Körper und seiner Gesundheit umzugehen und den vorgegebenen biologischen Rhythmen zu folgen.

In der Streßforschung unterscheidet man die Begriffe *Eustreß* und *Dysstreß*. *Eu*streß bedeutet guter Streß und *Dys*streß krankmachender Streß entsprechend den griechischen Vorsilben. Unter Streß allgemein könnte man die Anforderungen der Umwelt an das Individuum verstehen. Diese Anforderungen sind an sich ein lebensnotwendiges Prinzip. Wenn wir der Reize und Anforderungen aus der Umwelt (Eustreß) beraubt würden, würden wir über kurz oder lang sterben. Wie stark die Persönlichkeitsentwicklung bei Mangel an Eustreß eingeschränkt ist, sieht man beispielsweise an Heimkindern *(Hospitalismus)*. Sie leiden unter akutem Mangel an Bewegung, Berührungen, Zuwendung, Leistungsanforderungen und Bestätigung. Einen Ersatz für die mangelnden

Außenreize versuchen sie sich durch monotone rhythmische Schaukelbewegungen selbst zu verschaffen.

Wenn die im Rhythmus des Tages und des Lebens notwendigen Pausen, in denen wir uns total entspannen können, fehlen, kommt es zum Dysstreß. Das kann dann auftreten, wenn wir auf unsere inneren ultradianen Rhythmen nicht hören und achten, oder auch wenn uns Sorgen davon abhalten, uns immer wieder im Rhythmus des Tages ganz zu entspannen. Dysstreß liegt z.B. vor, wenn wir am Feierabend nicht zur Ruhe kommen, nicht abschalten können; wenn uns die Gedanken an ungelöste Aufgaben am Arbeitsplatz und unbewältigte Konflikte in den Feierabend begleiten oder möglicherweise sogar den Nachtschlaf rauben, wenn wir nicht ablassen können zu grübeln. Auch chronische Überlastungssituationen oder chronische Überforderung führen zwangsläufig zu Dysstreß. Wie wichtig diese Gesichtspunkte sind, wird deutlich, wenn man sich vergegenwärtigt, daß Dysstreß wohl mit Abstand die Krankheitsursache Nummer 1 ist. Für den tinnitusbetroffenen Menschen ist es demnach ganz besonders wichtig, seine gegenwärtige Lebenssituation daraufhin zu prüfen.

## Schlafstörungen

In der Nacht setzen sich diese ultradianen Rhythmen der Vigilanzschwankungen im umgekehrten Sinne fort. Auf eine etwa 90minütige Tiefschlafphase folgt jeweils eine 10- bis 20minütige Traumphase mit sehr leichtem Schlaf. Diese Traumphasen nennt man auch *REM-Phasen*, das bedeutet *rapid-eye-movements*-Phasen, weil sich Träume dadurch bemerkbar machen, daß die Augäpfel heftig zu rollen beginnen. Das ist bei jedem Traum so, Sie können das bei schlafenden Kindern, aber ebenso auch bei Tieren beobachten. Jeder Mensch träumt drei- bis sechsmal pro Nacht, auch wenn sich die meisten Menschen an ihre Träume nicht oder nur gelegentlich erinnern, und zwar meistens nur an den Traum, aus dem heraus sie aufwachen. Die Träume sind lebensnotwendig für unsere seelische Gesundheit, viele aktuelle und chronische Konflikte werden in den Träumen durchgearbeitet und verlieren dadurch ihre Brisanz. Viele negative Gefühle wie Aggressionen oder Ängste werden abreagiert. Wenn der Mensch nicht träumt, wird er seelisch krank.

In einem Experiment mit freiwilligen Studenten, das in den Vereinigten Staaten durchgeführt wurde, hat man die Probanden systematisch am Träumen gehindert, indem man sie jeweils zu Beginn der REM-Phasen aufweckte. Man hat beobachtet, daß die Versuchspersonen bereits nach drei Tagen psychotisch reagierten, also Wahnvorstellungen und Halluzinationen entwickelten wie bei einer Schizophrenie. Das Experiment wurde daraufhin sofort abgebrochen.

Die seelischen Störungen bei Abhängigkeit von Schlafmitteln führt man auf die Tatsache zurück, daß diese Substanzen die Traumphasen unterdrücken.

Die richtige Zeit zum Einschlafen ist am Abend erreicht, wenn eine ultradiane Phase des „Abschlaffens" interferiert mit der circadianen Müdigkeitsphase des Tag-Nacht- oder Wach-Schlaf-Rhythmus. Beide Effekte des Absinkens der Vigilanz kumulieren zu diesem Zeitpunkt und ermöglichen somit das Einschlafen.

Für tinnitusbetroffene Menschen ist es besonders wichtig, diese biologischen Rhythmen zu beachten und sich danach zu richten, damit sie bei den durch die Ohrgeräusche erschwerten Schlafbedingungen zumindest alles tun, um durch die Beachtung der Regeln der Natur ihren Schlaf im Rahmen des Möglichen zu fördern und zu verbessern.

Auch wenn man nachts aufwacht, ist es wichtig, sich der Tatsache dieser ultradianen Rhythmen bewußt zu sein. Wenn das Aufwachen nicht durch einen äußerlichen Faktor hervorgerufen wird, wie z.B. ein ungewohntes Geräusch, wacht man immer aus einer Traumphase auf, also aus einer Phase leichten Schlafes, niemals aus einer Tiefschlafphase. Es liegt nahe, daß man oft nicht gleich wieder einschlafen kann, sondern erst dann, wenn die nächste Tiefschlafphase sich ankündigt. Das wird etwa nach 10 bis 15 Minuten der Fall sein. Es ist nützlich und wichtig, sich auf diese Tatsache einzustellen, gleichgültig ob man die dazwischenliegende Zeit dazu nützt, einige Seiten in einem Buch zu lesen oder im Nichtstun geduldig den Schlaf zurückkommen zu lassen. Ebenso wichtig ist es, den Zeitpunkt der sich nähernden nächsten Tiefschlafphase nicht zu verpassen, indem man sich z.B. durch Lesen, Rauchen, Fernsehen oder Grübeln wach hält; die Folge wäre möglicherweise, daß man erst nach zwei Stunden wieder einschlafen kann, wenn also die darauffolgende Tiefschlafphase beginnen würde. Durch die Beachtung der ultradianen Rhythmen hat man eine gute Möglichkeit, einiges für seine Gesundheit, im Umgang mit Streß und in der Beherrschung von Schlafstörungen zu tun. Gerade für tinnitusbetroffene Menschen ist dieses wichtig im Rahmen der Krankheitsbewältigung.

Die ultradianen Rhythmen wurden und werden weiter von dem amerikanischen Psychiater und Psychotherapeuten Ernest L. Rossi intensiv erforscht. Wer sich mit dieser Problematik ausführlich befassen möchte, dem sei das in den Literaturhinweisen angegebene Buch von L. Rossi ans Herz gelegt. Es ist ein wunderbares Buch, und die Lektüre ist mit Sicherheit ein großer Gewinn. Hingewiesen sei auch auf das bekannte Buch über das Streß-Syndrom von Hans Selye.

# 12. Autogenes Training

Um wichtige Funktionen des *Autogenen Trainings* richtig zu verstehen, müssen wir uns zunächst einige Gedanken über das Nervensystem und über die Muskulatur des menschlichen Körpers machen.

Es gibt zwei Arten von Muskulatur: die sogenannte *quergestreifte* (benannt nach dem Bild, das sich unter dem Mikroskop bietet), das ist die Skelettmuskulatur, die unserer willkürlichen Bewegung dient; davon unterscheiden wir die sogenannte *glatte Muskulatur* (unter dem Mikroskop keine Querstreifen), also die Muskulatur der inneren Organe, der Magen- und Darmwand, der Blase, bestimmter Anteile der Schließmuskulatur usw. (die Schließmuskulatur von After und Blase besteht aus einem willkürlichen und einem unwillkürlichen Anteil).

Die *quergestreifte Muskulatur* wird vom *zentralen Nervensystem* versorgt, also vom Gehirn her, und sie kann jederzeit *willkürlich,* nämlich unter Einschaltung der Großhirnrinde, kontrolliert und gesteuert werden. Allerdings funktionieren wesentliche Anteile auch, ohne daß wir ständig daran denken, so z. B. die Koordination der Gliedmaßen beim Laufen und Springen.

Die *glatte Muskulatur* und die Funktion des *vegetativen Nervensystems* ist unserer bewußten Einflußnahme zunächst entzogen. Zu den Zuständigkeitsbereichen des vegetativen Nervensystems gehört die Steuerung sämtlicher Funktionen der inneren Organe, so der Ablauf des Schluckaktes, des Verdauungsprozesses, der Herz- und Kreislauftätigkeit, des Blutdruckes, wesentlicher Anteile der Atmung, der Entleerung, des Geschlechtsaktes. Alle diese Prozesse funktionieren „automatisch", und das ist auch gut so. Das vegetative Nervensystem, das diese Prozesse steuert, ist großenteils nicht im Gehirn angesiedelt, sondern in Form einer Reihe selbständiger Nervenknoten entlang der Wirbelsäule. Der wahrscheinlich bekannteste dieser Nervenknoten ist der *Solarplexus* oder das *Son-*

*nengeflecht* in der Tiefe des Oberbauches. Wenn er beim Boxen getroffen wird, führt das über reflektorische Beeinflussung zentraler Steuerungsmechanismen unweigerlich zum k.o. Der Solarplexus spielt, wie Sie möglicherweise wissen, bei der 5. Grundübung des Autogenen Trainings eine wichtige Rolle: *„Sonnengeflecht strömend warm . . ."*

Das vegetative Nervensystem heißt wegen seiner Selbststeuerung auch *autonomes Nervensystem* und ist der entwicklungsgeschichtlich *(phylogenetisch)* älteste Anteil unseres Nervensystems. Diese Tatsache ist leicht verständlich, wenn wir uns verdeutlichen, daß das Funktionieren der geschilderten Abläufe an den inneren Organen für das Leben des Individuums und für das Überleben der Art absolut wichtig sind.

Nun gibt es eine Art Muskulatur, die gewissermaßen zwischen den beiden oben geschilderten Muskelarten liegt, das sind die langen Rückenmuskeln. Sie ziehen vom Hinterkopf bis hinunter zum Rand des Beckens, wobei sie zwischendurch immer wieder an den Wirbeln und deren Fortsätzen angreifen. Sie dienen einerseits dem Beugen und Strecken der Wirbelsäule, andererseits der Aufrechterhaltung des Gleichgewichts sowie überhaupt der Fähigkeit zum aufrechten Gang. Diese Muskeln sehen unter dem Mikroskop aus wie quergestreifte Muskeln, verhalten sich aber in gewisser Weise ähnlich der glatten Muskulatur. Sie werden unwillkürlich innerviert, wir können sie also nicht willkürlich anspannen, wie z. B. den Bizeps, und sie halten den Tag über ständig eine gewisse Spannung aufrecht, ohne zu ermüden – auch in dieser Eigenschaft der glatten Muskulatur vergleichbar. Dieser ständige Muskeltonus der langen Rückenmuskeln ist wichtig, um unsere Wirbelsäule senkrecht im Lot zu halten. Aus jedem Rückenmarksegment entspringen zwei Nervenwurzeln, die vordere und die hintere. Die langen Rückenmuskeln werden nun als einzige Skelettmuskeln aus der hinteren Rückenmarkswurzel innerviert, alle anderen aus der vorderen. Bemerkenswerterweise hat die Hinterwurzel anatomisch eine enge Verbindung zum sympathischen Grenzstrang (Teil des vegetativen Nervensystems), so daß für die Sonderstellung der langen Rückenmuskulatur auch eine neurophysiologische Grundlage besteht. Und jeder weiß schließlich aus eigener Erfahrung, daß die Massage der langen Rückenmuskeln eine ganz besondere Wirkung auf unsere Befindlichkeit hat.

Wir wissen, daß viel unbewältigter Streß im vegetativen Nervensystem zu einer fortdauernden Anspannung und Übererregung führt; dadurch wird die fehlgeleitete Energie gebunden. Die Folge sind mannigfaltige Funktionsstörungen an den inneren Organen. Denken Sie an die Magengeschwüre, die Darmentzündungen, den Bluthochdruck (das Blutgefäßsystem, obgleich verzweigt über den ganzen Körper, stellt sozusagen ein inneres Organ dar), das Bronchialasthma, die funktionellen Herzstörungen und den Herzinfarkt. In ähnlicher Weise kann aber auch die lange Rückenmuskulatur betroffen sein. Verkrampfungen und Schmerzen im Bereich dieser Muskulatur sind in der Regel Ausdruck von unverdautem Streß und ungelösten Problemen. Die langen Rückenmuskeln, namentlich im Lenden- und Halswirbelsäulenbereich, sind gleichsam das *Zielorgan* für unbewältigten Streß und die mannigfaltigen psychischen Konflikte.

Verstärkend wirken sich bei den schmerzhaften Wirbelsäulensyndromen natürlich die Ihnen bekannten zivilisationsbedingten Schädigungen z.B. durch falsche Haltung oder durch Trainingsmangel aus. Da die langen Rückenmuskeln im Bereich der Lendenwirbelsäule zu den kräftigsten Muskeln des ganzen Körpers gehören, kommt es infolge ihrer Verkrampfungen zu Dauerschäden, die meistens *degenerative Veränderungen* genannt werden. Wir finden also Verschleißerscheinungen in Form von Deformierungen an den Wirbelkörpern und Bandscheiben. Die ungeheure Kraft dieser verkrampften Muskelstränge kann im Extremfall dazu führen, daß eine Bandscheibe „platzt": die Folge ist der *Bandscheibenvorfall*. Auch im Bereich der Halswirbelsäule, wo die Muskulatur deutlich schmächtiger ist, kann erheblicher Schaden angerichtet werden.

Diese Vorbemerkungen waren notwendig, um zu verstehen, wie das Autogene Training wirkt. Es führt nämlich nicht nur zu einer mentalen Entspannung und zu einer Entspannung der Willkürmuskulatur, sondern auch zu einer Entspannung des vegetativen Nervensystems und der langen Rückenmuskeln. Das zentrale und das vegetative Nervensystem funktionieren zwar weitgehend voneinander getrennt, es gibt aber Verbindungsbahnen, die durch das Autogene Training gefunden und nutzbar gemacht werden können. Durch konzentrative Übungen und selbsthypnotische Vorstellungen und Bilder können wir als Ergebnis eines längeren Übungsprozesses erreichen, unsere Muskeln zu entspannen, die Körperdurchblutung zu verbessern, die inneren Organe zu entkrampfen und unseren Rücken aus dem Joch der Müllabfuhr für allen möglichen Streß zu entlassen (im Volksmund: „Ich nehme alles auf meinen Buckel.").

Die Grundphänomene jeder Tiefenentspannung sind das generalisierte Schwere- und Wärmeerleben. Wer Autogenes Training beherrscht, erinnert sich an die *Schwere-* und die *Wärmeübung.* Das Schwere- und das Wärmeerleben treten ebenso bei anderen Tiefenentspannungstrainings auf, z.B. bei der Hypnose, beim Jacobsonschen Muskelentspannungstraining, beim Yoga oder bei anderen meditativen Übungen. Das Schweregefühl ist Korrelat der Entspannung der quergestreiften Skelettmuskulatur, und das Wärmegefühl entspricht der Entspannung der Blutgefäße und der damit einhergehenden Durchblutungssteigerung. Die gleichzeitig ablaufende Entspannung der langen Rückenmuskeln ist nicht so unmittelbar wahrzunehmen wie die Schwere in den Armen und Beinen oder das strömende Wärmegefühl. Sie wird oft wahrgenommen als ein aufsteigendes Kribbeln entlang der Wirbelsäule, im Yoga als *Kundalini-Energie* beschrieben. In der Tat wird ja Energie freigegeben, wenn Muskelverkrampfungen sich auflösen, nämlich dieselbe Energie, die erforderlich gewesen ist, um diese Verkrampfungen zu erzeugen und festzuhalten.

Das Autogene Training, das uneingeschränkt als eine Technik zur Tiefenentspannung und zur Persönlichkeitsbildung für jedermann angesehen werden kann, gewinnt für den tinnitusbetroffenen Menschen eine besondere Bedeutung in dreifacher Hinsicht: Erstens führt es zu einer allgemeinen Muskelentspannung, die als Grundlage für einen gesunden Streßabbau angesehen werden kann. Zweitens erreicht man eine mentale Entspannung, besonders wichtig deswegen, weil tinnitusbetroffene Menschen häufig dazu neigen, sich selbst unter Druck zu setzen und überhöhte Leistungsanforderungen an sich stellen. Und drittens bewirkt es eine Entspannung der langen Rückenmuskulatur, zu der auch die für das Tinnitussyndrom häufig bedeutsamen Nackenmuskeln gehören.

Wichtiger als komplexes Wissen und raffinierte Kenntnisse der wissenschaftlichen Hintergründe ist beim Autogenen Training das unbeirrte Einüben der sogenannten *Grundübung.* Diese schließt die *Schwere-* und die *Wärmeübung* ein. Ich integriere beim Üben mit meinen Patienten eine *Atemübung,* die ich aus der ZEN-Meditation kennengelernt habe. Sie heißt die *Übung des Atemzählens.* Ich konzentriere mich dabei auf den Rhythmus meiner Atmung und die damit verbundenen körperlichen Abläufe wie das Steigen und Sinken der Bauchdecke im Rhythmus der Atmung oder das Ein- und Ausströmen der Atemluft. Nach einiger Zeit, wenn ich *nur noch Atmung bin,* beginne ich die Atemzüge zu zählen, und zwar zunächst auf Ein- wie auch auf Ausatmung je eine Zahl:

1–2 ... 3–4 ... 5–6 ... usw. bis 10 und dann zurück bis 1. Anschließend zähle ich nur noch die Ausatmungen: 1 ... 2 ... 3 ... bis 10 und wieder zurück bis 1. Dann fahre ich mit der Schwere- und der Wärmeübung fort: *„Arme und Beine sind schwer und warm ... Arme und Beine sind schwer und warm ..."*

Man kann es leicht selbst versuchen. Je nachdem, wie es angenehm ist, kann man eine leise meditative Hintergrundmusik verwenden. Insbesondere Tinnitusbetroffene empfinden das häufig als hilfreich und wohltuend.

Zum Schluß des Kapitels sei auf das Büchlein von Gisela Eberlein hingewiesen, das eine vorzügliche Anleitung zum Erlernen der Grundübung des autogenen Trainings darstellt.

# 13. Psychotherapie

Unter Psychotherapie im allgemeinen versteht man therapeutische Techniken oder Maßnahmen, die auf die menschliche Psyche wirken, die die körperlich-seelische Befindlichkeit verbessern, zum Heilungsprozeß beitragen oder die psychosozialen Fähigkeiten, die Erlebens- und Genußfähigkeit des Menschen erweitern, so daß eine bessere Lebensentfaltung und Sinnerfüllung möglich wird. Zu diesen psychotherapeutischen Techniken gehört also auch das Autogene Training, die Hypnose oder das Erlernen von Streßbewältigungsstrategien.

In diesem Kapitel geht es um Psychotherapie in einem engeren Sinne, nämlich um konfliktzentrierte und gruppendynamische Psychotherapie. Hierbei kommen die Patienten mit einem oder zwei Therapeuten in Gruppen von 7 bis 12 Teilnehmern regelmäßig zusammen, um an ihren Problemen zu arbeiten, ihre lebensgeschichtlichen *Traumata* (unverarbeitete verletzende Erlebnisse) aufzuarbeiten, sich in Konfliktsituationen auseinanderzusetzen, sich selbst besser kennenzulernen und um in ihrer Persönlichkeit zu reifen. Es gibt verschiedene psychotherapeutische Techniken, die entweder vorrangig verbal *(z. B. Psychoanalyse)*, körperbezogen *(z. B. konzentrative Bewegungstherapie)* oder beziehungsorientiert *(gruppendynamische Techniken, Encountergruppen)* arbeiten.

Von der Gruppenpsychotherapie unterscheiden wir die Einzelpsychotherapie, die im Vergleich eines wichtigen Erfahrungsfeldes entbehrt, nämlich der Möglichkeiten des sozialen Lernens, der Kompetenzen der Selbstbehauptung, der Konfliktfähigkeit und der Fähigkeit, Kontakte zu schließen.

Gruppenpsychotherapie ist nicht nur bei seelischen Problemen anwendbar, wie Neurosen, Ängsten, Zwängen oder Depressionen, sondern bei allen chronischen Krankheiten, auch wenn sie (ursprünglich) eine körperliche Ursache haben. Bei chronischen Erkrankungen sind immer neben der körperlichen Störung die Psyche und das Sozialverhalten des Betroffenen gleichzeitig beeinträchtigt, Befindlichkeitsstörungen sowie familiäre, berufliche oder existentielle Krisen können die Folge sein. Umgekehrt können solche Krisen zu einer Symptomverstärkung am Körper führen, also z. B. zu einer Schmerzverstärkung oder zu einer Zunahme der Belästigung durch Tinnitus. Es besteht eine körperlich-seelische Wechselwirkung, die häufig im Sinn eines Teufelskreises in die Sackgasse führt. Nähere Ausführungen hierzu habe ich bereits im Kapitel 4, Chronifizierungsprozesse, gemacht.

Bei vielen tinnitusbetroffenen Menschen findet man neben dem Alltagsstreß zusätzlich besondere Belastungen durch ungelöste chronische Konflikte in der Familie oder am Arbeitsplatz. Nicht selten berichten diese Menschen, daß das Auftreten ihres Tinnitus mit einer besonderen Belastungssituation unmittelbar in Zusammenhang stand. Es können aber die belastenden Lebensereignisse auch in der Vergangenheit liegen. Ich denke an unverarbeitete seelische Verletzungen wie Trennungserlebnisse oder schwere Kränkungen. Solche Traumata können sogar in der frühen Kindheit liegen und wirken nicht selten ein ganzes Leben lang nach. Wir tragen stets unsere ganze Vergangenheit wie in einem Rucksack mit uns durchs Leben. Das gilt sowohl für die schönen Erinnerungen als auch für die Schmerzen. So können also sowohl „alte Geschichten" als auch unlösbar erscheinende Aktualkonflikte zur Auslösung oder Verstärkung einer Tinnituserkrankung beitragen. In diesen Fällen ist eine Psychotherapie angezeigt. Natürlich haben im Grunde genommen alle Menschen Probleme, mit denen sie nicht gut fertig werden, blinde Flecken sozusagen, an denen psychotherapeutisch zu arbeiten sich lohnen würde. So habe ich eingangs die „Tinnituspersönlichkeit" erwähnt und habe beschrieben, daß tinnitusbetroffene Menschen sich häufig nicht gut abgrenzen können, Konflikte vermeiden, Aggressionen nach innen richten; sie sind auch nicht selten von zwanghafter Ordnungsliebe und Leistungsorientierung geleitet. Auch an solchen belastenden Persönlichkeitsprofilen kann es lohnend sein, psychotherapeutisch zu arbeiten.

Wichtig ist allein die Einsicht und die Überzeugung des einzelnen. Mehr als bei jeder anderen Therapieform kommt es bei der Psychotherapie auf eine positive Initialentscheidung des Patienten an. Psychotherapie kann niemals verordnet werden oder in einer Situation von grundsätzlicher Skepsis stattfinden. Ebenso ist die Aktivität des Patienten von ausschlaggebender Bedeutung. Nicht der Therapeut, sondern der Patient macht seine Therapie. Der Therapeut ist dabei lediglich kundiger Weggefährte. Diese Gesichtspunkte umschreibt man in der Psychotherapie mit dem Begriff *Motivation*. Sie ist bei allen Formen psychotherapeutischer Arbeit gleichermaßen bedeutsam und sollte nicht im wertenden Sinne gebraucht werden.

In einer wissenschaftlichen Untersuchung, die in unserer Klinik durchgeführt wurde (Eberhard Schneider), ist dargestellt, daß 35 Prozent der uns zugewiesenen Tinnituspatienten schon vor Behandlungsbeginn der Überzeugung sind, daß ihre Tinnituserkrankung wesentlich durch psychische Faktoren gekennzeichnet ist. Zwischen 40 und 50 Prozent unserer Patienten entscheiden sich schließlich für die Teilnahme an der Psychotherapiegruppe. Ein Viertel von ihnen hatte schon zuvor Psychotherapie ausprobiert. Die Psychotherapie-Teilnehmer erleben sich im Durchschnitt als kränker, leiden mehr unter körperlichen Beschwerden und auch mehr unter Depressivität als die übrigen Tinnituspatienten, sie haben entsprechend auch mehr „psychische" Diagnosen. Interessanterweise ist der Anteil an Unverheirateten auffällig hoch. Typische Konfliktfelder ergaben sich aus Überforderungsneigung, Selbstwertproblematik, besonderem Ehrgeiz in Hinblick auf beruflichen Erfolg, Perfektionismus sowie Neigung zu betonter Selbst- und Fremdkritik. (Über die Ergebnisse dieser Studie wurde von E. Schneider auf dem 4. Psychosomatischen Symposium in Bad Meinberg im Oktober 1995 berichtet, der Kongreßband wurde 1996 im Peter Lang Verlag unter dem Titel *Methodenintegration in der Psychosomatischen Rehabilitation*, von mir herausgegeben, veröffentlicht. Wir setzen unsere Untersuchungen fort.)

# 14. Die Halswirbelsäule – Training und Funktion

Eine Mercedes-Limousine wird um so länger leben und funktionsfähig sein, je mehr sie in der Garage steht und geschont wird, eine gewisse Grundpflege vorausgesetzt. In der Natur und beim Menschen ist es genau umgekehrt. Das habe ich beispielhaft erfahren, als ich in Clausthal-Zellerfeld das Bergwerksmuseum besucht habe. Der Museumsführer, der früher Steiger gewesen war, erzählte, wie hart noch um die Jahrhundertwende das Leben der Bergleute gewesen sei. Sie fuhren morgens in das Bergwerk ein und kamen abends wieder nach oben, um dann in der Nähe der Schachtöffnung zu schlafen. Samstagabend bis Sonntag gingen sie zu Fuß zu ihren Familien – außer im Winter, wenn Schnee lag, dann konnten sie ihre Häuser praktisch nicht erreichen.

Deutlich schlechter hatten es allerdings die Pferde, die unter Tage als Kraftquelle gebraucht wurden und z. B. die mit Erz beladenen Loren zogen. Sie fuhren eines Tages, wenn sie alt genug waren, in den Schacht ein und blieben dort unten, bis sie Jahre später starben. Nun beobachtete man ein interessantes Phänomen. Durch das Dämmerlicht dauerte es nicht lange, einige Wochen etwa, dann waren diese Pferde praktisch blind. Das Auge, das nichts zu tun hat, das nicht durch Licht gereizt wird, erblindet.

So ist es mit allen unseren Organen. Was nicht benutzt wird, verkümmert:

- Haben wir ein Bein im Gips, schwindet die Muskulatur, sie verkürzt sich auch, es entstehen also Kontrakturen, und die Gelenkkapseln schrumpfen. Es braucht dann eine längere Zeit des konsequenten Trainings und krankengymnastischer Behandlung, um den früheren Zustand wieder herzustellen.
- Bei den Astronauten kommt es aufgrund des Fehlens der Schwerkraft zu Knochenschwund (Osteoporose).
- Wenn uns ein Zahn fehlt und die Lücke nicht durch eine Brücke geschlossen wird, verlieren wir auch den Gegen-

zahn. Ohne die Inanspruchnahme des Gegenzahns wird der Zahn nutzlos und verschwindet.

- Bei längerem Hungern schrumpft unser Magen.
- Ältere Menschen, die geistig nicht mehr aktiv sind, verlieren rasch ihre Hirnleistungsfähigkeit.
- Wenn man einem Menschen alle Lebensreize entzieht, droht er zu sterben.

Diese Gedanken über die elementare Wichtigkeit von Reizung und Training für eine gesunde Funktion unserer Organe wie auch des ganzen Menschen machen es uns verständlich, inwiefern die Klangtherapie für den Tinnitusbetroffenen neben dem entspannenden und dem überdeckenden Effekt auch einen Trainingseffekt für das Innenohr und das Gehör haben könnte. Für eine andere Körperregion sind diese Überlegungen ebenfalls von großer Bedeutung, nämlich für die innenohrnahen Gelenke, insbesondere für die obere Halswirbelsäule.

Die obersten beiden Wirbel heißen *Atlas* und *Axis*. Das Gelenk zwischen Atlas und Hinterhaupt ist das Ja-Gelenk, das uns das Nicken ermöglicht. Zwischen Atlas und Axis finden wir das Nein-Gelenk, das im wesentlichen die Rotationsbewegung des Kopfes (Kopfschütteln, Verneinen) ermöglicht. Diese beiden Wirbel und ihr Bewegungsspielraum sind also für die große Beweglichkeit des Kopfes von ganz entscheidender Bedeutung. Insofern ist auch die große Störanfälligkeit dieser Region bei Trainingsmangel oder bei falscher Belastung erklärlich.

Kommt es nun durch Trainingsmangel, Steifhaltung oder Fehlbelastungen zu funktionellen Störungen und schließlich zu Schäden im Bereich des Nackens, also zu Muskelschwund und Muskelverkürzungen, zu Kontrakturen des Bandapparates, zu Knochenschwund, Knochenverformungen und Schäden an den Bandscheiben, so führt dies infolge reflektorischer Vorgänge häufig auch zu gesundheitlichen und funktionellen Beeinträchtigungen der Umgebungsorgane, also beispielsweise des Innenohres. Wissenschaftler haben herausgefunden, daß zwischen den Nervenendigungen in der Nackenmuskulatur und den Hörbahnen Nervenverbindungen bestehen. Es gilt heute als erwiesen, daß Störungen an der oberen Halswirbelsäule einen akuten Tinnitus auslösen oder auch einen chronischen Tinnitus aufrechterhalten und verstärken können. Die beschriebenen Nervenverbindungen dürften hierfür bedeutungsvoll sein.

Die Tatsache, daß die Muskulatur an der Wirbelsäule im Gegensatz zu der übrigen Muskulatur des Bewegungsapparates nicht durch das zentrale, sondern überwiegend durch das vegetative Nervensystem versorgt wird und unserer bewußten Steuerung entzogen ist, wurde bereits dargestellt. Damit ist die Wirbelsäulenmuskulatur, ähnlich den inneren Organen, in ihrem Funktionszustand beeinflußt durch Gefühle und psychische Faktoren. Insbesondere können seelische Konflikte und andere Streßfaktoren zu einer Fehlfunktion und zu chronischen Muskelverspannungen beitragen.

Bei der Behandlung der oberen Halswirbelsäule ist besondere Achtsamkeit geboten, da jede heftige Behandlungsmethode das Gegenteil des Erwünschten bewirken, also letztlich eine Verschlimmerung des Tinnitus zur Folge haben kann. Besonders problematisch sind Manipulationen an der Halswirbelsäule, also die *Manualtherapie* oder *Chiropraktik* (nach dem amerikanischen Heilpraktiker Palmer). Volkstümlich spricht man auch von „einrenken". Diese Behandlung sollte bei Tinnituspatienten nur durch einschlägig ganz besonders erfahrene Manualtherapeuten durchgeführt werden. Es ist durchaus und nicht ganz selten beobachtet worden, daß durch Manipulationen an der Halswirbelsäule ein Tinnitus erst ausgelöst wurde.

Massagen in dieser Region sind ebenfalls nicht problemlos, da durch zu heftigen Druck die oben genannten Nervenrezeptoren stark gereizt werden können. Dieselbe Problematik ergibt sich bei Elektrotherapie. In beiden Fällen kann es zur Verschlimmerung des Tinnitus kommen. Besser geeignet sind sanfte Behandlungsmethoden wie Wärmeanwendung, leichte Dehnübungen wie *Stretching* (am besten unter Anleitung des

Krankengymnasten oder des Bewegungstherapeuten). Auch gut geeignet ist die Neuraltherapie, also die Behandlung der schmerzhaften Wirbelgelenke oder der schmerzhaften Muskelverhärtungen *(Triggerpunkte)* mit örtlich wirksamen Betäubungsmitteln. Wenn der Teufelskreis des Schmerzes durchbrochen ist, kann die festgehaltene Muskulatur locker lassen.

Wichtig für den Tinnitusbetroffenen ist, nach Abschluß solcher ärztlich geleiteten Behandlungsmaßnahmen die Halswirbelsäule und den ganzen Schultergürtel sowie auch die übrige Wirbelsäule in einen guten Trainingszustand zu bringen, eine freie Beweglichkeit zu erreichen und aufrechtzuerhalten. Geeignet hierfür ist ein kontinuierliches Training wie regelmäßiges Schwimmen in wechselnden Schwimmlagen, vor allem auch Rückenschwimmen. Ebenso geeignet sind gymnastische Übungen wie Stretching, auch Yoga, aber kein Kopf- oder Schulterstand (Kerze). Wichtigste Regel ist, daß die empfindliche obere Halswirbelsäule vorsichtig behandelt werden will.

Abschließend sei in diesem Kapitel dargestellt, daß die ebenfalls in der engen Nachbarschaft des Innenohres wie auch der obersten Halswirbelsäule liegenden Kiefergelenke für die Auslösung eines akuten oder die Aufrechterhaltung eines chronischen Tinnitus von Bedeutung sein können. Eine nicht ganz exakt gearbeitete Brücke kann bereits zu einer erheblichen Fehlbelastung der Kiefergelenke führen, ebenso wie angeborene Fehlentwicklungen des Unter- oder Oberkiefers. Auch degenerative Veränderungen in den Kiefergelenken (Knacken beim Kauen) können für die Tinnituserkrankung ein Problem darstellen. Patienten, die von einer solchen Störung betroffen sind oder sich vergewissern wollen, sollten mit einem einschlägig erfahrenen Zahnarzt oder Kieferchirurgen Verbindung aufnehmen.

# 15. Hörhilfen, Masker, Geräuschgeneratoren und Retraining-Therapie

Unter Tinnitusmaskierung verstehen wir die Tatsache, daß bei vielen Menschen der Tinnitus durch Außengeräusche überdeckbar ist (das englische Wort *masker* bedeutet Maske). So schildern viele Patienten, daß ihr Tinnitus sie tagsüber gar nicht störe, ja daß sie ihn durch die Umgebungsgeräusche am Arbeitsplatz über Stunden gar nicht wahrnehmen würden. Erst wenn sie zur Ruhe kämen, würde der Tinnitus zur unerträglichen Störungsquelle, die ihnen z. B. das Zu-Bett-Gehen zur alltäglichen Qual werden lasse. Viele Menschen helfen sich im Alltag mit Maskierungsversuchen, indem sie mit ihrem Radio stetig für Hintergrundgeräusche sorgen oder das leise eingestellte Radio auch nachts als Einschlaf- und Durchschlafhilfe verwenden.

Andere Tinnitusbetroffene reagieren geradezu umgekehrt. Sie fliehen vor jeder Geräuschkulisse. Umweltgeräusche verstärken ihren Tinnitus und die damit verbundene Belästigung. Je lauter die Umgebungsgeräusche, desto lauter wird der Tinnitus. „Er bleibt immer Sieger", sagte eine Patientin. Diese Menschen flüchten am liebsten in die Stille, gehen beispielsweise gerne allein in den Wald. Sie leiden oft unter ihrer Vereinsamung, weil soziale Kontakte, Gesellschaften und gemeinsame Unternehmungen jeder Art ihnen Probleme machen. Die Ursache hierfür liegt häufig in der Problematik der *Hyperakusis*, der erhöhten Empfindlichkeit gegenüber bestimmten Schallfrequenzen (s. Kap. 17), die bei Tinnitusbetroffenen nicht selten beobachtet wird. Bei diesen Menschen ist also der Tinnitus durch Umgebungsgeräusche nicht maskierbar.

Umgebungsgeräusche lassen sich nun durch bestimmte Geräte, die am Ohr angebracht werden, wie ein Hörgerät, künstlich erzeugen. Sie führen, wenn es gelingt, zu einer kontinuierlichen Tinnitus-Überdeckung. Diese Geräte nennt man *Tinnitus-Masker*. Eine Versorgung mit einem Masker kommt nur dann in Frage, wenn vom Tinnitus eine erhebliche Belästigung ausgeht, die mehr oder weniger ständig spürbar ist oder infolge von Konzentrationsstörungen bestimmte Tätigkeiten unmöglich macht, wie das Lesen eines Buches. Bei den weniger beeinträchtigten Menschen kann von einem Masker-Gerät keine Verbesserung der Situation erwartet werden. Auch bei quälendem Tinnitus gelingt die Maskierung nur in einem Bruchteil der Fälle. Das hängt neben individuellen Krankheitsfaktoren u. a. auch von der einschlägigen Erfahrung und Kompetenz des Hörgeräteakustikers in der Geräteanpassung ab.

Bei Menschen mit Hörminderung, auch wenn sie nur einseitig (auf dem tinnitusbetroffenen Ohr) vorhanden ist und als nicht besonders gravierend erlebt wird, ist vor der Erwägung, ein Maskergerät einzusetzen, der Versuch mit einem Hörgerät angezeigt. Dieser Versuch läßt besonders bei Patienten mit einem Tinnitus im tieferen Frequenzbereich Erfolge erwarten. Durch das Hörgerät kommt es zu einer Anhebung der Umgebungsgeräusche, die ihrerseits zu einer Tinnitusüberdeckung führen. Wenn das gelingt, ist die optimale Versorgung gefunden, die dem Betroffenen Fremdgeräusche eines Maskers erspart und darüber hinaus zu einer Hörverbesserung führt.

Bei Menschen ohne oder mit nur geringfügiger Hörminderung sollte der Versuch mit einem Masker gemacht werden, sofern ein deutlicher Leidensdruck vorhanden ist. Der Masker gibt ein Schmalbandrauschen von sich, das das Ohrgeräusch überdecken soll. Das von außen kommende Geräusch wird grundsätzlich als weniger lästig oder irritierend empfunden und deutlich mehr akzeptiert als das im Kopf vorhandene Tinnitusgeräusch. Wir sind sozusagen von Natur aus leichter in der Lage, von außen kommende Geräusche zu ignorieren. Man denke daran, wie sehr man sich an einen lauten Arbeitsplatz oder eine verkehrsreiche Wohnsituation gewöhnen kann (was natürlich nicht heißt, daß damit der Umweltlärm für die Gesundheit unschädlich geworden ist). Ein weiterer Effekt des Maskers liegt darin, daß zur Überdeckung eines schrillen Tinnitustones ein relativ angenehmeres Maskergeräusch verwendet werden kann.

Maskergeräte werden von den Patienten in der Regel situationsabhängig und nicht kontinuierlich eingesetzt, also nicht den ganzen Tag über.

Die Frequenz des Maskergerätes muß nicht unbedingt mit der Frequenz des Tinnitus übereinstimmen, um zu einer Überdeckung zu führen. Man hat im Gegenteil beispielsweise gute Erfahrungen mit höheren Frequenzen gemacht, die außerhalb des Frequenzspektrums unserer Sprache liegen und somit die sprachliche Verständigung weniger beeinträchtigen. Interessant ist auch das Phänomen, daß das Maskergeräusch in der Lautstärke durchaus leiser sein kann als die subjektiv empfundene Tinnituslautstärke und gleichwohl diesen überdeckt.

Man kann sich vorstellen, daß die optimale Anpassung eines solchen Gerätes in Frequenz und Lautstärke an die individuelle Tinnitusproblematik viel Erfahrung seitens des Hörgeräteakustikers erfordert. Andererseits ist Geduld beim Patienten erforderlich, denn es müssen verschiedene Einstellungen ausprobiert und in der Zeit zwischen den Besuchen beim Hörgeräteakustiker auch in der Praxis erprobt werden, um schließlich die beste Einstellung zu finden.

Ein weiterer Gerätetyp kombiniert Hörgerät und Tinnitus-Masker und ist also geeignet für Patienten mit ausgeprägter Hörstörung, bei denen das Nur-Hörgerät bezüglich des Tinnitus keine oder keine zufriedenstellende Erleichterung bringt. Das ist besonders der Fall bei höherfrequentem Tinnitus. Beide Geräte befinden sich in einem gemeinsamen Gehäuse und sind getrennt regelbar. Es gibt sie als Im-Ohr-Gerät und als Hinterm-Ohr-Gerät. Diese kombinierten Geräte werden von den drei genannten Möglichkeiten deutlich am häufigsten eingesetzt.

Eine weitere Form der apparativen Maskierung ist zur Schlafverbesserung entwickelt worden. Dabei wird eine äußere Schallquelle (CD-Player) mit einer Induktionsschleife im Kopfkissen verbunden. Eine Induktionsspule in einem Im-Ohr-Masker als Empfänger stellt eine drahtlose Verbindung her, so daß der Schlafkomfort gewahrt bleibt. Es können nun die verschiedenartigsten Geräusche, wie Windgeräusche oder Wasserrauschen oder auch Musik, übertragen werden. Diese Geräusche bzw. Musik wird oft besser akzeptiert als das normale Maskerrauschen. Solche Geräte sind von der Firma *Starkey* in Norderstedt bei Hamburg entwickelt worden.

Nach meinen Erfahrungen bieten Maskergeräte Hilfe für allenfalls 20 Prozent der von schwerem Tinnitus Betroffenen an, und diese Hilfe ist verständlicherweise begrenzt („Es ist etwas besser, es ist besser als vorher."). Deutlich höhere „Erfolgsquoten", die gelegentlich in der einschlägigen Literatur angegeben werden, sollte man mit Skepsis betrachten. Seitens des Patienten ist Geduld erforderlich. An ein Maskergerät muß man sich gewöhnen, es bietet nur selten auf Anhieb die große Erleichterung. Wenn es aber gelingt, hat sich die Mühsal für diese Patienten oft sehr gelohnt.

## Die Retraining-Therapie

Bei der *Tinnitus-Therapie mit Tongeneratoren* unterscheiden wir folgende Begriffe:

*Nachverdeckung*: Bei Maskeranwendung mit relativ hoher Lautstärke und einer Anwendungszeit zwischen einer und mehreren Stunden kann es – relativ selten – vorkommen, daß der Tinnitus für begrenzte Zeit verschwunden ist. Der therapeutische Einsatz ist grundsätzlich nicht sinnvoll.

*Vollständige Maskierung*: Durch das Maskergeräusch wird der Tinnitus vollständig überdeckt, wird also für die Zeit des Einsatzes des Maskers nicht wahrgenommen.

*Teilmaskierung*: Viele Betroffene vertragen eine vollständige Maskierung nicht, das Maskergeräusch ist ihnen unangenehm. Hier hat man die Erfahrung gemacht, daß eine geringere Lautstärke, die den Tinnitus nicht vollständig überdeckt, hilfreich sein kann. Während mit der vollständigen Maskierung (nach Ross Coles) etwa 30 Prozent der Betroffenen Erfolg haben können, sind es bei der Teilmaskierung zusätzliche 30 Prozent. (Nach meiner persönlichen Erfahrung sind diese Zahlen sehr hoch gegriffen.)

*Maskierungsverfall:* Obwohl die Maskierung anfangs gelingt, nimmt nach kurzer Zeit die Lautstärke des Tinnitus zu, so daß dieser letztlich „immer Sieger bleibt". Charakteristischerweise geht der Tinnitus erst 1 bis 2 Stunden nach Entfernen des Maskers auf seine ursprüngliche Lautstärke zurück.

Aus England, wo die Tinnitus-Therapie in mancher Hinsicht weiter fortgeschritten ist als bei uns, wo man jedenfalls der Tinnitus-Problematik schon vor vielen Jahren Aufmerksamkeit gewidmet hat, stammt die *Tinnitus Retraining Therapy (TRT)*. Zu erwähnen ist hier der Therapieansatz aus *Nottingham* um Jonathan Hazell und Ross Coles. In den Vereinigten Staaten wird diese Methode, die in Deutschland noch wenig bekannt ist, durch Pawel Jastreboff von der *University of Baltimore* stark vertreten. Die Behandlung, die ausschließlich beim dekompensierten, also mit ausgesprochenem Leidensdruck und mit Einschränkungen in der Lebensentfaltung verbundenen Tinnitus eingesetzt wird, steht auf zwei Säulen:

1. einer gründlichen und interdisziplinären diagnostischen Abklärung und dem intensiven und zeitaufwendig geführten informativen und therapeutischen Gespräch sowie

2. der apparativen Versorgung des Patienten mit einem Geräuschgenerator.

Bei der Retraining-Therapie wird ein Geräuschgenerator mit einer noch geringeren Lautstärke als bei der Teilverdeckung eingesetzt. Dieses Gerät entspricht äußerlich einem Maskergerät, und es gibt wiederum Geräte, die hinter dem Ohr, im Ohr, im Gehörgang oder in der Helix (Ohrmuschel) getragen werden. Der Unterschied zur Maskierung besteht darin, daß das Ziel, wie gesagt, nicht die Überdeckung des Tinnitustons oder -geräusches ist. Es wird im Gegenteil ein Geräusch (weißes Rauschen, Breitbandrauschen, gleichmäßig über den gesamten hörbaren Frequenzbereich verteilt) auf das Ohr gegeben, das gerade so laut sein soll, daß der Betroffene es akustisch wahrnimmt. Das weiße Rauschen hat als angenehmen Nebeneffekt eine beruhigende Wirkung.

Um sich die Wirksamkeit dieser Methode im Modell vorstellen zu können, sei daran erinnert, daß beim chronischen

Tinnitus das wahrgenommene Geräusch häufig (oder möglicherweise auch regelmäßig) weder von außen kommt noch im Innenohr entsteht, sondern vom Gehirn produziert wird, sozusagen als Phantomphänomen, ähnlich der bekannten Erscheinung des Phantomschmerzes. Das Problem liegt also, salopp gesagt, darin, daß das Innenohr und das Gehirn sich sozusagen miteinander beschäftigen und die Umwelt dabei ganz vergessen haben. Der Geräuschgenerator seinerseits erinnert nun daran, daß die Umwelt auch noch existiert. Das Innenohr wird gezwungen, seine Aufmerksamkeit – mindestens teilweise – wieder nach außen zu wenden. In äquivalentem Umfang muß der „Dialog nach innen" aufgegeben werden. Nach einer monatelangen Trainingszeit überwiegt mehr und mehr die Außenorientierung des Innenohrs, was so weit gehen kann, daß das *Lärm-Engramm* im Gehirn ganz vergessen bzw. gelöscht wird und der Tinnitus verschwindet.

Hazell stellt in seinem sehr schönen Artikel im *Tinnitus-Forum* 3/96 dar, daß Sinneswahrnehmungen um so deutlicher hervortreten, je größer der Kontrast zur Umgebung ist. Es wird das Beispiel einer brennenden Kerze in einem abgedunkelten Raum genannt, die viel heller und deutlicher wahrgenommen wird als eine Kerze in einem sonnendurchfluteten Raum; diese wird wahrscheinlich sogar ganz übersehen. Der Effekt ist uns allen gut bekannt, und hierin begründet sich die Tatsache, daß die allermeisten Menschen die größten Probleme mit ihren Ohrgeräuschen abends haben, besonders in der Zeit vor dem Schlafengehen, wenn also die Tagesphase der absoluten Stille bevorsteht. Die Folge sind gravierende Einschlaf- und auch Durchschlafstörungen. Hierin begründet sich ebenfalls die Tatsache, daß die meisten Betroffenen tagsüber oder auch abends eine gewisse Geräuschkulisse in der Umgebung als angenehm empfinden und hierdurch die Tinnituswahrnehmung und -belästigung zurückgeht. Im Grunde genommen kann man die Retraining-Therapie verkürzt so verstehen, daß hier ein bestimmter Effekt nutzbar gemacht und zum Übungsprogramm ausgebaut wird. Wichtig, so Hazell, ist dabei, daß das Ohrgeräusch durch den Tongenerator nicht überdeckt wird. Die Nottingham-Schule geht davon aus, daß eine vollständige Überdeckung therapeutisch in jedem Fall kontraproduktiv ist. Der Tinnitus muß bei der Übung weiter wahrgenommen werden, der Kampf zwischen Innenrichtung und Außenrichtung des Ohres muß geführt werden, damit es zu einem Umlernen kommen kann. Schließlich bleibt – im günstigen Falle – der Generator Sieger.

Das Gerät soll täglich so lange wie möglich getragen werden, mindestens 6 Stunden, und zwar besonders in den „stillen Tageszeiten". Nach anfänglich minimal hörbarer Lautstärke wird dieselbe stufenweise gesteigert bis auf den höchsten *level*. Die gesamte Anwendungsdauer des Gerätes beträgt sechs Monate bis drei Jahre.

Die von der Nottingham-Gruppe veröffentlichten Erfolgsquoten erscheinen sehr optimistisch. Die wissenschaftlichen Studien sind allerdings derzeit noch nicht abgeschlossen, so daß die veröffentlichten Zahlen nur vorläufige sind. Demnach schildern über 90 Prozent der Klienten nach 2 bis 3 Jahren eine Besserung, 50 Prozent sagen nach 2 Jahren, daß ihnen der Tinnitus „kaum mehr bewußt" sei.

Warum gerade in England diese intensive Nutzung apparativer Versorgung zu beobachten ist, erklärt sich laut Ross Coles daraus, daß es dort nur sehr wenige klinische Psychologen gibt und dadurch die Alternative eines psychotherapeutischen Tinnitusbewältigungstrainings in den Hintergrund tritt. Warten wir jedoch zunächst die Ergebnisse der Nottingham-Studie ab. Ich persönlich sehe die sehr optimistischen Erfolgsmeldungen mit einer gewissen Skepsis, wenngleich der Therapieansatz an sich überzeugende Argumente besitzt. Die therapeutische Zielrichtung ist ja interessanterweise, auch wenn eine ganz andere Methode eingesetzt wird, durchaus vergleichbar mit der des psychotherapeutischen Tinnitusbewältigungstrainings. Natürlich stellt sich schließlich die Frage – wenn wir einmal voraussetzen, daß die Ergebnisse vergleichbar sind –, ob es angenehmer ist, ein Tinnitusbewältigungstraining durchzuführen oder für 3 Jahre einen Tongenerator in seinem Ohr zu tragen.

# 16. Unnötige Strapazen und Kosten

## Überdruckkammer und Sauerstofftherapie

Eine therapeutische Maßnahme, die heute sehr propagiert wird, also „in Mode ist", und zwar sowohl beim akuten als auch beim chronischen Tinnitus, aber nur von recht begrenztem Nutzen, ist die *Sauerstoff-Überdruckbeatmung (HOT = Hyperbaric Oxygen Therapy)* in der Druckkammer. Allerdings ist dies eine Methode, mit der viel Geld verdient werden kann und die für den Patienten durch ihren großen Aufwand sehr eindrucksvoll ist und somit auch einen hohen *Placebo-Effekt* erwarten läßt.

Beim akuten Hörsturz mit Tinnitus ist die Überdruckbeatmung in der Druckkammer zu erwägen und kann von begrenztem Nutzen sein. Das folgt aus einigen Überlegungen bzw. physikalischen Gesetzmäßigkeiten, die man in jedem Physik- oder Physiologiebuch nachlesen kann. Die Grundidee ist ja, daß durch die Überdruckbeatmung mehr Sauerstoff an den Ort des Geschehens (die Gehörschnecke) transportiert werden soll, um die Stoffwechsellage zu verbessern, mehr Energie zur Verfügung zu stellen und somit den Heilungsprozeß zu fördern. Nun ist es aber so, daß der allergrößte Teil des Sauerstoffs im Blut in Form einer chemischen Bindung an den roten Blutfarbstoff, das in den *Erythrocyten* (roten Blutkörperchen) vorhandene *Hämoglobin*, transportiert wird. Nur sehr wenig wird in der Blutflüssigkeit physikalisch gelöst, geht also als Gas in Lösung wie das Kohlendioxid im Mineralwasser. Die Überdruckbeatmung ist nun lediglich in der Lage, den Anteil Sauerstoff zu erhöhen, der sich in physikalischer Lösung befindet, während der Anteil, der durch das Hämoglobin transportiert wird, nicht erhöht werden kann, weil die Kapazität schon bei normalem Luftdruck vollständig ausgeschöpft ist. Um die Größenordnung deutlich zu machen, sei folgendes dargestellt:

100 ml Blut transportieren 23 ml Sauerstoff an Hämoglobin gebunden; das sind 23 Vol.-Prozent. Hingegen werden

lediglich 0,25 Vol.-Prozent Sauerstoff in physikalischer Lösung transportiert. Das ist etwas mehr als 1 Prozent der insgesamt transportierten Sauerstoffmenge. Üblicherweise wird im Überdrucktank mit reinem Sauerstoff beatmet (nur minutenweise, nicht während der ganzen Behandlungszeit), und zwar bei einem Druck von 2,5 bar (Überdruck von 1,5 bar über dem normalen Luftdruck). Dadurch steigt die im Blut gelöste Sauerstoffmenge maximal auf 3 Vol.-Prozent gegenüber 23 Vol.-Prozent, die durch Bindung an das Hämoglobin transportiert werden (Bunsenscher Absorptionskoeffizient). Also beträgt auch unter den Bedingungen der hyperbaren Sauerstoffbeatmung der Anteil Sauerstoff, der in Form von physikalischer Lösung transportiert wird, allenfalls 13 Prozent. Es ist also lediglich eine relativ geringfügige Verbesserung des Sauerstofftransportes zu den inneren Organen zu erwarten, und das auch nur dann, wenn nicht ursächlich eine Störung an den Blutgefäßen vorhanden ist, also eine Zirkulationsstörung. Diese kann nämlich durch eine Sauerstoffbeatmung nicht beeinflußt werden, allenfalls an der Körperoberfläche.

Die Überdruckbeatmung hat wenige klare medizinische Indikationen, nämlich z. B. bei Infektionen mit anaeroben („ohne Sauerstoff lebend") Bakterien wie Gasbrand; auf diese Bakterien wirkt in der Gewebeflüssigkeit gelöster Sauerstoff tödlich. Ebenfalls kann eine positive Wirkung erwartet werden bei *nekrotisierenden,* also mit Gewebsuntergang einhergehenden Weichteilprozessen. Eine andere Indikation ist die Taucherkrankheit. Beim Auftauchen aus größerer Tiefe (mehr als 15 Meter) kann es durch zu schnelle Dekompression zur Bildung von Luftbläschen im Blut kommen, die zu gefährlichen *Luftembolien* (Verstopfung der kleinsten Arterien) im Gehirn führen können. Die Folge sind Ausfälle in den Gehirnfunktionen, es drohen auch bleibende Schäden in den betroffenen Hirnarealen. Hier kann die Überdruckkammer schnell wieder den Unterwasserdruck herstellen und den Prozeß umkehren.

Weniger versprechen kann man sich durch die Überdruck- oder Sauerstoffbeatmung beim akuten Hörsturz und Tinnitus, denn das Blut eines herz- und lungengesunden Menschen ist praktisch zu 100 Prozent mit Sauerstoff gesättigt. Sauerstoff macht außer bei den oben genannten Indikationen vor allem dann einen Sinn, wenn der Gasaustausch in der Lunge gestört ist, wie z. B. im lebensbedrohlichen Lungenödem (beim akuten Herzversagen oder auch durch toxische Einflüsse tritt Wasser aus der Blutbahn in die Lungenbläschen aus), beim Herzinfarkt, bei akuter Herzmuskelschwäche oder bei schweren Herzfehlern. In diesen Fällen ist das Hämoglobin nicht mehr vollständig mit Sauerstoff abgesättigt. Dasselbe würde auch gelten bei Kohlenmonoxidvergiftungen, wo der rote Blutfarbstoff durch Kohlenmonoxid blockiert ist, das nur durch massiven Andrang von Sauerstoff verdrängt werden kann, oder bei Vergiftungen mit Schlafmitteln, wo das Atemzentrum geschädigt wird und wo es wegen der Verlangsamung der Atmung zu keiner Vollsättigung des Blutes mit Sauerstoff kommen kann. Außerhalb solcher schweren Herz- oder Lungenfunktionsstörungen gibt es im Grunde nur die genannten medizinischen Indikationen für eine Sauerstoff- oder Überdruckbeatmung. Zu bedenken sind auch die möglichen Nebenwirkungen durch Sauerstoffvergiftung. Es kann zu Nervenerregungen, epilepsieartigen Krampfanfällen und Schädigung der Lungenbläschen kommen. Die Sauerstoff-Überdruckbeatmung ist also keine ungefährliche Therapiemethode.

Zur Wirksamkeit oder Unwirksamkeit der *hyperbaren Sauerstofftherapie* hat die HNO-Universitätsklinik in Mainz 1994 eine wichtige wissenschaftliche Arbeit veröffentlicht. Das Ergebnis war, daß bei einem Drittel der 45 behandelten Tinnituspatienten eine vorübergehende Linderung eintrat, vermutlich als Placebo-Effekt. Bei einem einzigen Patienten kam es zu einer anhaltenden Besserung. Die Ergebnisse dieser Forschungsarbeit korrelierten im übrigen auch mit den Ergebnissen in anderen wissenschaftlichen Studien. Es handelte sich allerdings hier um Probanden mit chronischem und nicht akutem Tinnitus. Für chronische Tinnituspatienten ist jegliche Indikation für eine hyperbare Sauerstofftherapie heute zu verneinen. Die Wirksamkeit bei akutem Tinnitus hingegen muß durch sorgfältige wissenschaftliche Studien erst noch untersucht werden.

## Laser-Therapie

Die Behandlung des Tinnitus mit Laserstrahlen hat heutzutage einen hohen Marktwert. Im Glauben an den technischen Fortschritt traut man anscheinend neuen Errungenschaften wie dem Laserlicht fast alles zu, von der Vernichtung „feindlicher" Raumstationen bis zur Beseitigung eines chronischen Tinnitus. Wir wollen uns diese Problemstellung ebenfalls einmal physikalisch genau ansehen.

Die zugrundeliegende Idee ist die, daß durch den Laserstrahl eine Erwärmung in der Tiefe des Körpers hervorgerufen wird, die dort die Durchblutung anregt und verbessert. Bei anderen Methoden *(Laser-Ginkgo-Therapie)* geht man davon aus, daß die Laserenergie in der Tiefe des Körpers durch einen geheimnisvollen Wirkmechanismus einen natürlichen, aus Pflanzen gewonnenen Wirkstoff auf ein sozusagen höheres Energieniveau versetzt.

Was ist Laserenergie? *Light Amplification by Stimulated Emission of Radiation* bedeutet Lichtverstärkung durch stimulierte Strahlenemission. Es handelt sich beim Lasergerät um eine Apparatur, die elektromagnetische Schwingungen aus dem Bereich des sichtbaren, des ultravioletten oder des infraroten Lichtes kohärent verstärkt durch Monochromasie (nur eine Wellenlänge), durch Verminderung der Divergenz und Verbesserung der räumlichen und zeitlichen Kohäsion, also der Fokussierbarkeit (bessere Lichtbündelung). Dies wird erreicht durch Anregung der lichtaussendenden Atome, Elektronen oder Ionen in Form von Energiezufuhr durch Gasentladungen, Blitzlampen und Spiegel.

Laserenergie hat bekanntermaßen eine große Zerstörungskraft, allerdings nur auf der Oberfläche, da die Strahlen kaum in die Tiefe eindringen können. Laserlicht wird im Gewebe in demselben Ausmaß absorbiert wie normales Licht der gleichen Wellenlänge. Es reicht also nicht tiefer in den Körper hinein als normales Licht.

Die Verwendung von Laserlicht in der Medizin hat in einigen Bereichen revolutionäre Fortschritte gebracht. Es geht dabei immer um Indikationen, bei denen auf Oberflächen eine Zerstörung stattfinden soll, wie z. B. in der Chirurgie das „Strahlenmesser", das aufgrund der gleichzeitigen Blutkoagulation zu glatten und nichtblutenden chirurgischen Schnitten verhilft; die Laserkoagulation bei blutenden Magen- oder Zwölffingerdarmgeschwüren; die angioplastischen Operationen, bei denen man verengte Blutgefäße wieder durchgängig macht; die Steinzertrümmerung bei Gallensteinen; das „Anlöten" bei Netzhautablösungen.

Nun hat man auch Lasergeräte entwickelt, deren Energie so niedrig ist, daß sie zu keinen Gewebsschädigungen führen. Man bezeichnet diese Geräte als „Soft-Laser" oder „Mid-Laser", je nachdem, ob deren Energie sehr niedrig oder etwas stärker ist. Natürlich unterliegt auch bei diesen Geräten die Lichtstrahlung denselben physikalischen Gesetzen. Das heißt, daß das Laserlicht nur sehr gering in das Gewebe einzudringen vermag; die Halbwerttiefe, d. h. die Tiefe, in der bereits die Hälfte der Energie vom Gewebe absorbiert worden ist, beträgt weniger als einen Millimeter. Stellen Sie sich vor, wie lichtdurchlässig oder lichtundurchlässig unsere Haut ist. In der Tiefe von etwa einem Zentimeter finden wir nur noch weniger als 1 Prozent der Lichtenergie. Das liegt vor allem daran, daß das stark gebündelte Licht im Gewebe bereits in den alleroberſten Schichten „streut", also seine Kohärenz verliert. Aus diesem Beispiel wird ganz deutlich, daß sich das Laserlicht nur für Oberflächenbehandlungen eignet. Soll Wärme in die Tiefe transportiert oder besser gesagt in der Tiefe erzeugt werden, eignen sich beispielsweise Kurzwellen tausendmal besser, wie jedermann von der Technik des Kurzwellenherdes weiß. In der Tat wendet man Kurzwellen erfolgreich an, wo eine Wärmebehandlung in der Tiefe des Körpers durchgeführt werden soll, wie bei arthrotisch entzündeten Gelenken oder schmerzhaften Muskeln und Sehnenansätzen.

Die Vorstellung nun, daß bei der Laser-Ginkgo-Therapie eine Energie, die in der Tiefe des Innenohres gar nicht ankommt, dort ein Medikament in einen höheren Energiezustand versetzen soll, ist schulmedizinisch und naturwissenschaftlich unsinnig. Über die Unwirksamkeit und Nutzlosigkeit der Laser-Ginkgo-Therapie hat die HNO-Klinik der Universität in Köln geforscht und auf dem internationalen Tinnitus-Kongreß in Portland berichtet.

Sie wissen wahrscheinlich, daß Laserstrahlen auch im Rahmen der Akupunktur angewendet werden *(Biostimulation)*. Diese Anwendungsmöglichkeit erscheint unter physikalischer Betrachtungsweise durchaus sinnvoll, insofern als die Akupunkturpunkte relativ nahe unter der Hautoberfläche liegen und vom Laserlicht erreicht werden.

## Elektrostimulation über dem Innenohr

Man sollte auf Therapieversuche mittels Elektrostimulation unbedingt verzichten. Die Behandlung des tinnitusbetroffenen Ohres mit elektrischem Strom ist stets problematisch. In nicht seltenen Fällen kommt es zu einer Verschlimmerung des Tinnitus.

Auch die *Iontophorese* ist mit Zurückhaltung zu beurteilen und sollte heute eigentlich nicht mehr durchgeführt werden. Bei dieser Methode wird Lidocain oder ein anderes lokales Betäubungsmittel zusammen mit einer elektrischen Sonde in den Gehörgang gegeben. Die andere Elektrode wird entfernt am Körper angebracht, dann wird ein Gleichstrom angelegt. Die Vorstellung ist, daß das Medikament jetzt in ionisierter Form zum Innenohr wandert. Allerdings ist festzustellen, daß es dort aus physikalischen Gründen niemals ankommen kann. Die luftgefüllte Paukenhöhle stellt für die Ionen ein unüberwindbares Hindernis dar. Darüber hinaus ist schwer vorstellbar, daß eine Wirkung auch im Anschluß an die Anwendung anhalten könnte (Lidocain-Test!). In der Tat scheint die Methode manchmal wirksam zu sein (Placebo-Effekt), allerdings findet man bei anderen Patienten Nebenwirkungen (Verstärkung des Tinnitus). In manchen Studien wurde häufiger eine Verstärkung des Ohrgeräusches als eine Linderung festgestellt. Für die Verschlimmerung ist vermutlich der elektrische Strom verantwortlich.

## Operationen

Einen Tinnitus kann man nicht operieren. Der Tinnitus an sich ist ja keine Krankheit, sondern das Symptom einer Erkrankung. Insofern ist eine Operation nur angezeigt in bezug auf eine ursächlich zugrundeliegende Krankheit. Das Ziel einer solchen Operation ist ein ganz anderes, wobei der Tinnitus, wenn er mit dieser Grunderkrankung zusammenhängt, infolge der Operation verschwinden oder gemildert werden kann. Es bestehen also ganz strenge Kriterien oder Indikationen, wann und mit welchen Aussichten auf Erfolg eine Operation durchgeführt werden kann. Eine Operation, „nur" um einen Tinnitus zu beseitigen, erfolgt immer unter einer falschen Indikationsstellung.

Vor radikalen Operationen wie Durchtrennung des Hörnervs oder Zerstörung des Innenohres kann nur gewarnt werden, sie führen nicht zum erhofften Erfolg und hinterlassen eine weitere Behinderung durch die einseitige Ertaubung.

Objektive Ohrgeräusche, die beispielsweise durch ein in unmittelbarer Nähe liegendes Blutgefäßproblem wie ein Aneurysma (Aussackung) oder eine Stenose (Verengung) verursacht werden können und dann zwangsläufig einen pulssynchronen Charakter haben, können durch operative Korrektur des Gefäßschadens behoben werden.

Eine häufige Ursache von Schwerhörigkeit ist die Otosklerose, also eine verknöchernde Erstarrung des ovalen Fensters und Steigbügels. Durch den Verlust der Schwingungsfähigkeit kommt es zu einer massiven Verschlechterung der Schallübertragung *(Schalleitungsschwerhörigkeit)*. Bei dieser Erkrankung gibt es übrigens eine deutliche familiäre Häufung, es besteht also eine erbliche Disposition, die Frauen deutlich mehr betrifft als Männer. Die Otosklerose hat nur relativ selten, nämlich in etwa 10 Prozent (Lenarz) einen Tinnitus zur Folge. Andererseits ist sie ursächlich nur für 1,5 Prozent der Tinnituserkrankungen verantwortlich. Wenn bei Otosklerose operiert wird, dann ist das erwünschte Ziel vorrangig eine Verbesserung des Hörvermögens, das in der Regel im fortgeschrittenen Krankheitsstadium ganz erheblich eingeschränkt ist. Bei der Operation wird die Beweglichkeit der Gehörknöchelchenkette wiederhergestellt. Die verknöcherten Anteile werden durch Kunststoffe oder körpereigene Materialien ersetzt. War gleichzeitig ein Tinnitus als Begleitsymptom vorhanden, so besteht die Chance, daß dieser hinterher leiser ist oder auch verschwindet. Auf der anderen Seite kann es aber, wenngleich seltener, zur Verstärkung des Tinnitus kommen, oder ein Tinnitus kann bei zuvor lediglich schwerhörigen Patienten überhaupt erst entstehen.

Es ist klar, daß schwere entzündlich-destruierende Prozesse wie das Cholesteatom chirurgisch angegangen werden müssen, um weitere Zerstörungen und drohende Komplikationen zu vermeiden (siehe auch Kapitel 1 und 2). Ein Tinnitus geht mit dem Cholesteatom wiederum relativ selten einher. Die Hauptgefahren, die zum operativen Eingreifen zwingen, sind die Zerstörung der Gehörknöchelchenkette, die zur Ertaubung führt (hier ist eine *Tympanoplastik* erforderlich, eine Rekonstruktion der Gehörknöchelchenkette mit prothetischem Material), oder das Durchbrechen des Entzündungsprozesses in das Schädelinnere (Meningitis = Hirnhautentzündung, Encephalitis = Gehirnentzündung), das mit Lebensgefahr verbunden ist. Ein gleichzeitig bestehender Tinnitus kann durch die Operation im günstigsten Falle gebessert werden oder sogar verschwinden. Nach Schädeltraumatisierungen kann gelegentlich eine Operation erforderlich werden, wenn sich z. B. eine Fistel gebildet hat, durch die ständig Lymphe aus dem Innenohr abfließt. Über Einsatz und Chancen operativer Verfahren beim Morbus Menière wird in Kapitel 18 referiert. Bei allen Patienten, die „nur" unter Tinnitus leiden, bei denen also eine zugrundeliegende Primärerkrankung nicht erkennbar ist, und das sind bei weitem die meisten Tinnitusbetroffenen, gibt es grundsätzlich keine Indikation für eine Operation. Jedenfalls ist dies der heutige Stand des medizinischen Wissens. Viel ist in letzter Zeit auch über die therapeutischen Möglichkeiten eines *Cochlea-Implantats* geschrieben worden. Die Implantation von Cochlea-Implantat-Systemen ist in Deutschland besonders an der HNO-Klinik der medizinischen Hochschule in Hannover (Prof. Thomas Lenarz) weiterentwickelt worden. Die Zielgruppe von Patienten sind Ertaubte (auch taubstumm geborene Kinder) oder hochgradig Hörgeschädigte. Bei dieser Operation wird ein Elektrodenbündel in die Gehörschnecke implantiert, das elektrische Impulse über ein Mikrophon am gleichseitigen Ohr erhält. Diese werden dann an den Hörnerv und an das Gehirn weitergeleitet. Der dadurch zu erzielende Höreffekt entspricht natürlich bei weitem nicht dem natürlichen Hören. Durch Lerneffekte können aber mit der Zeit differenzierte Hörwahrnehmungen erreicht werden. Diese Operation scheint bei taubstumm geborenen Kindern segensreich zu sein. Auch bei der Operation ertaubter Menschen, die gleichzeitig unter Tinnitus litten, waren durchaus gute Erbgebnisse hinsichtlich der Verminderung oder Beseitigung des Tinnitus zu verzeichnen.

Liegt aber ein Tinnitus ohne Taubheit vor, so ist diese Operationsmethode grundsätzlich nicht angezeigt. Hier kann es durch die Einführung des Elektrodenbündels in die Gehörschnecke zu einer zusätzlichen Hörschädigung bis hin zur Ertaubung kommen. Des weiteren findet man infolge der Implantation nicht selten eine Zunahme der Tinnitusbeschwerden. Es stehen also die drohenden Gefahren in einem sehr ungünstigen Verhältnis zum erhofften Nutzen.

# 17. Hyperakusis

Unter *Hyperakusis* versteht man das Phänomen einer Lärm-überempfindlichkeit, die bei vielen, aber durchaus nicht bei allen Tinnitusbetroffenen gefunden wird und die eine Folge der Innenohrschädigung (Haarzellenschädigung) ist. Sie ist oft verbunden mit Verzerrungsphänomenen und Halleffekten. Umgekehrt muß das Phänomen einer Hyperakusis nicht von Tinnitus begleitet werden, sondern kann Symptom einer beginnenden Schwerhörigkeit sein, ohne daß Ohrgeräusche vorliegen. Bei Tinnitusbetroffenen finden wir eine Hyperakusis bei schätzungsweise 20 bis 30 Prozent.

Das Vorhandensein einer Hyperakusis ist meistens ein Hinweis auf periphere und nicht zentrale Bedingtheit des Tinnitus. Es werden bei der Hyperakusis leise Töne schlechter gehört als vom gesunden Ohr, laute aber oft übermäßig laut und gleichzeitig im höheren Frequenzbereich auch verzerrt, im niederen Frequenzbereich dröhnend. Es ist klar, daß dadurch das Sprachverständnis erschwert wird und alle lauten Umgebungsgeräusche als störend empfunden werden. Durch eine sehr sorgfältige Hörgerätanpassung kann ein erfahrener Akustiker die Störung mildern, während ein gleichmäßig verstärkendes Hörgerät logischerweise auch die Störung verstärkt und dessen Gebrauch als sehr unangenehm empfunden wird.

Der Tinnitusbetroffene, der gleichzeitig unter Hyperakusis leidet, hat besondere Schwierigkeiten bei der Verständigung in Gruppen und leidet somit häufig unter ausgeprägten sozialen Störungen und Rückzug. Er verzichtet auf Parties, Konzert-oder Theaterbesuche und meidet oft selbst Restaurants sowie Radio- und Fernsehkonsum. Er flieht am liebsten in die Stille. Er hat häufig auch Schwierigkeiten mit der Durchführung der Klangtherapie und sollte lieber stille Entspannungsverfahren üben, wie Autogenes Training oder Yoga. Auch hat er Schwierigkeiten mit Überdeckungsmethoden und ist kein dankbarer Kunde für Maskergeräte. Die Anwendung der sehr leise eingestellten Geräuschgeneratoren im Rahmen der Retraining-Therapie kann jedoch gerade bei Hyperakusis erfolgreich sein.

Die erfolgversprechenden Therapieansätze bei Hyperakusis liegen wiederum in einem verhaltensmedizinischen Bewältigungstraining und in den Möglichkeiten einer Psychotherapie. Die Chancen der Retraining-Therapie sind noch nicht sicher einzuschätzen.

# 18. Die Menièresche Krankheit

Dieser Erkrankung wird ein gesondertes Kapitel gewidmet, weil sie einerseits zwar mit dem Symptom Tinnitus einhergeht, andererseits aber von den übrigen Tinnitus-Syndromen gut abgegrenzt werden kann, insbesondere was Ursache und Behandlungsmöglichkeiten mit Medikamenten oder durch Operation anbelangt.

Bei der *Menièreschen Krankheit* (Morbus Menière; Morbus kommt aus dem Lateinischen und heißt Krankheit, Menière ist der Erstbeschreiber dieser Erkrankung) ist der Tinnitus nur eines von drei Symptomen. Die beiden anderen Leitsymptome sind Drehschwindel und Hörverschlechterung. Charakteristisch für die Menièresche Krankheit ist also diese Trias von Symptomen, die allerdings am Anfang nicht alle gleichzeitig auftreten müssen. Zunächst beginnt die Krankheit häufig mit stundenweise auftretendem heftigstem Drehschwindel, der oft mit Übelkeit und Erbrechen einhergeht und den Betroffenen zwingt, sich hinzulegen. Es können Kreislaufreaktionen wie Blässe und kalter Schweiß beobachtet werden, Bewußtseinsstörungen finden sich hingegen nicht.

Gleichzeitig finden wir eine einseitige Schwerhörigkeit, die sich im Anfall verstärkt und anfangs nach dem Anfall wieder verschwunden ist. Dann kommt der Tinnitus hinzu, und die Erkrankung greift später nicht selten (in etwa einem Drittel der Fälle) auf die andere Seite über, ist aber anfänglich immer einseitig.

Obwohl die eigentliche Ursache der Erkrankung nach wie vor weitgehend ungeklärt ist, finden wir bei der Menièreschen Erkrankung gesicherte Organschädigungen im Innenohr. Diese Veränderungen wurden erstmals 1938 von Hallpike und Cairns als *endolymphatischer Hydrops* beschrieben, das bedeutet Überdruck in der Endolymphe des Innenohres gegenüber der umgebenden Perilymphe. Im Anfall kommt es wahrscheinlich zu einer akuten vermehrten Durchlässigkeit der Membranen, die Endolymphe und Perilymphe trennen. Die

Folge ist eine Ionenwanderung, die zu einer Funktionsstörung und (bei häufiger Wiederholung der Anfälle) auch zu einer Schädigung der Haarzellen führt, mit der Folge der Hörstörung und des Ohrgeräusches. Die Anfälle beginnen sehr plötzlich und kommen scheinbar aus heiterem Himmel, allerdings besteht wiederum eine Beziehung zu besonderen Streßsituationen.

Die Erkrankung tritt fast immer zunächst einseitig auf, typischerweise zwischen dem 30. und 50. Lebensjahr. Sie ist relativ selten und macht allenfalls 2 bis 3 Prozent aller schwereren Tinnitus-Störungen aus. Die Anfälle treten manchmal mehrfach in einer Woche auf und lassen dann den Betroffenen wieder lange Zeit in Ruhe. Eine echte Menièresche Krankheit darf nur diagnostiziert werden, wenn heftige Drehschwindelanfälle mit plötzlichem Beginn und plötzlichem Ende und einer Dauer von etwa einer halben bis meist nicht mehr als 2 Stunden vorhanden sind, die es dem Betroffenen unmöglich machen, sich auf den Beinen zu halten. Das muß deswegen betont werden, weil die Koinzidenz von Ohrgeräuschen und Drehschwindel aufgrund der Nachbarschaft des Hör- und des Gleichgewichtsorgans an sich häufig ist und sehr viele Menière-ähnliche Krankheitsbilder beobachtet werden können (*menièriformer Schwindel*). Die Innenohrschädigung kann durch den HNO-Arzt bei der Hör- wie Gleichgewichtsprüfung ohne Schwierigkeiten objektiviert werden.

In der Behandlung kommt es wiederum auf die Vermeidung von Stressoren besonders an. Hier wäre einiges zu wiederholen, was im Kapitel „Tinnitus-Bewältigung" ausgeführt wurde. Medikamentös helfen *Diuretika* (Entwässerungsmedikamente), die den Lymphstau bekämpfen; im Anfall helfen auch Medikamente, die Schwindel, Übelkeit und Erbrechen unterdrücken. Als Dauermedikation sind auch durchblutungsfördernde Substanzen zu erwägen. Eine medikamentöse Behandlung kann die Befindlichkeit der betroffenen Patienten deutlich verbessern. Operativ kann man eine Entlastung des Endolymphsystems herstellen, was immerhin eine respektable Erfolgsquote aufweist. Im schlimmsten Falle kann man das

Gleichgewichtsorgan toxisch zerstören (mit Gentamycin, einem ototoxischen Antibiotikum), wodurch allerdings oft gleichzeitig das Gehör geschädigt wird. Das kommt also vor allem dann in Frage, wenn ohnehin auf dem betroffenen Ohr bereits eine hochgradige Schwerhörigkeit besteht. Außerdem sind dann zwar die Schwindelanfälle verschwunden, jedoch sind häufig nachhaltige Gleichgewichtsstörungen durch den Ausfall des Gleichgewichtsorgans die Folge. Mit der Zeit kommt es durch Trainingseffekte zu einer gewissen Kompensation. Als ultima ratio kommt eine Durchtrennung des Gleichgewichtsnervs im Schädelinnern in Frage.

Ein besonderes Problem stellt für Menière-Patienten das Führen von Kraftfahrzeugen dar. Es kann daher zu gravierenden Einschränkungen der Fahrerlaubnis kommen.

# 19. Prophylaxe und Aufklärung

Auf der Jahrestagung der *Deutschen Gesellschaft für Sozialmedizin und Prävention* (DGSMP) und der *Deutschen Gesellschaft für Medizinische Soziologie* (DGMS) Ende September 1995 in Magdeburg („Gesundheit in sozialer Verantwortung") teilte das Institut für Arbeitsmedizin der Universität Düsseldorf in einem Referat die Ergebnisse einer Studie mit, die das Risiko der Gehörschädigung durch Freizeitlärm darlegte. Von 1814 untersuchten jungen Männern zwischen 16 und 24 Jahren zeigten 24 Prozent einen auffälligen audiometrischen Befund im Frequenzbereich zwischen 3 und 6 Kilohertz. Das bedeutet den Nachweis einer irreversiblen Gehörschädigung. In der Krankengeschichte waren als ursächlich bedeutsame Lärmquellen Diskothekenmusik und Walkman-Gebrauch abgefragt worden. Es fand sich eine deutliche positive Korrelation zwischen der Exposition mit diesen Lärmquellen und dem Gehörschaden.

Lärmschädigungen treten schon bei häufiger oder langandauernder Exposition von 85 dB auf; dB = Dezibel ist das Maß für die Lautstärke. Das ist der Grenzwert, bei dessen auch nur zeitweisem Überschreiten im Arbeitsbereich Warnschilder angebracht sein müssen und das Tragen von Gehörschutz Pflicht ist.

85 dB sind erheblich weniger an Lautstärke als in einer Diskothek normalerweise erreicht wird. Gefordert wurden in der genannten Studie geräteseitige Maßnahmen zur Schallpegelbegrenzung, technisch völlig unkompliziert, die allerdings, da sie auf Ebene der Europäischen Union abstimmungspflichtig sind, nicht umgesetzt werden können und noch lange Zeit auf sich warten lassen werden. Unmittelbar zu realisieren wären schulärztliche Präventionsmaßnahmen. Diese haben aber wahrscheinlich nur einen begrenzten Effekt. Aufklärungsarbeit in den Schulen wird von der Tinnitus-Liga in lokalen Projekten bereits realisiert.

In einer anderen Studie von der Arbeitsgruppe Hörforschung der Universität Gießen (Gerald Fleischer und Mitarbeiter) wurden ebenfalls 18- bis 25jährige Probanden untersucht, und zwar 1258 Männer und 683 Frauen. Über die Ergebnisse dieser Studie wurde auf dem Tinnitus-Kongreß in Bad Rappenau im Juni 1996 berichtet. Die Probanden wurden aus drei Bereichen und nach Zufallskriterien ausgesucht: erstens Musikliebhaber/innen (keine Profis!), zweitens Rekruten (vor dem ersten Schießen!), drittens Studenten/innen. Dabei wurde festgestellt, daß in diesem jungen Alter von den Rekruten und Studenten bereits 5 Prozent an Tinnitus litten, von den Musikfreunden bereits 11 Prozent. Viele zeigten gleichzeitig Hörschäden, am häufigsten übrigens die Rekruten (warum?).

Die Lärmexposition in einer Diskothek lasse sich einschätzen, so eines der Resümees dieser Studie, wenn man bedenke, daß eine einzige Diskonacht so viel Schallenergie produziere wie ein Vierteljahr Arbeit an einem Arbeitsplatz mit ausgeprägter Lärmexposition. Ähnlich gefährlich seien Walkman-Geräte.

Potentielle Umweltgefahren, die zu Tinnitus führen können, liegen in der akuten Lärmschädigung z.B. durch Nichttragen von Gehörschutz bei beruflicher oder Freizeitexposition gegenüber Lärm, wie bei Schießübungen, Exposition bei Sprengmeistern oder auf anderen stark lärmexponierten Arbeitsplätzen. Ebenso ist auch chronische Lärmexposition mit nur mittlerer Intensität zu bedenken. Im Freizeitbereich sind auch das Abbrennen von Feuerwerkskörpern oder das Sportschießen zu problematisieren.

Tinnitusbetroffene Menschen haben übrigens mit dem Tragen von Gehörschutzgeräten nicht selten erhebliche Schwierigkeiten, weil diese Geräte den gegenteiligen Effekt von Überdeckungsmaßnahmen darstellen und ihr Tragen vielfach als quälend empfunden wird.

Akute und chronische Lärmschädigung sind zu gleichen Anteilen zusammen in etwa einem Drittel der Fälle Ursache des Tinnitus.

Ganz wichtig wäre also in der prophylaktischen Arbeit die Aufklärung, die in der Grundschule beginnen müßte und die das Ziel hätte, bei den Kindern ein neues Bewußtsein für die Kostbarkeit unseres Gehörs zu erwecken. Wir haben in unserer Evolution kaum ein Organ so vernachlässigt und so schändlich behandelt wie unser Gehör. Unsere Kinder müßten die *Übung der Stille* (Meditation) wieder lernen. Diese Form der Prophylaxe schließlich ist eine Vorgehensweise, die keiner EU-Richtlinien bedarf.

# 20. Selbsthilfegruppen – die Tinnitus-Liga

Eine Selbsthilfegruppe ist ein Zusammenschluß von Menschen, die dasselbe oder ein ähnliches Problem haben und sich regelmäßig treffen, um sich auszutauschen und sich wechselseitig zu helfen. Die Ziele einer Selbsthilfegruppe können vielfältig sein: Bewältigung einer chronischen Krankheit oder einer Behinderung, Überwindung der eigenen Isolation, Austausch von Informationen, sich selbst besser kennenzulernen, bestimmte Problemlösungsmöglichkeiten zu finden, gemeinsame Freizeitgestaltung, Öffentlichkeitsarbeit und vieles mehr.

Die erste Selbsthilfegruppe war gleichzeitig die Urzelle der Anonymen Alkoholiker (AA) und wurde von den beiden Amerikanern Bill und Eddy (Dr. Bob) 1935 gegründet. Beide hatten mehrfache Therapien bei professionellen Therapeuten hinter sich, Dr. Bob bemerkenswerterweise bei C. G. Jung (einem der drei Begründer der Psychoanalyse), ohne abstinent geworden zu sein. In dieser eher resignierten Situation trafen sie sich und entdeckten die Kraft des gemeinsamen Gesprächs.

Die Bewegung der Anonymen Alkoholiker kam erst nach dem Zweiten Weltkrieg aus den USA nach Europa. Seitdem hat sie weltweite Verbreitung gefunden und ist die mit Abstand größte Selbsthilfegruppenorganisation überhaupt. Für die Partner alkoholkranker Menschen hat sich die Al-Anon-Bewegung gegründet. Und auch für alle möglichen anderen Probleme haben sich Selbsthilfegruppen gebildet. So gibt es heute die Synanon (für Drogenabhängige), die Emotions Anonymous (EA, Selbsthilfegruppe für seelische Gesundheit), Gruppen für Spielsüchtige, für Menschen mit Eßstörungen, Selbsthilfegruppen für Stotterer, für Menschen mit Colitis ulcerosa oder Morbus Crohn, mit multipler Sklerose, mit Psoriasis, für Dialysepatienten, für Menschen mit Muskelkrankheiten, für Bluter, für Menschen mit Zöliakie, mit Mukoviszidose oder mit anderen seltenen Krankheiten und Behinderungen, Selbsthilfegruppen für Eltern mit erbkranken oder behinderten Kindern, für Eltern drogensüchtiger Kinder, für verwaiste Eltern, alleinerziehende Eltern usw.

Kennzeichnend für Selbsthilfegruppen ist die Überzeugung von der eigenen Ohnmacht und der Glaube an die Macht der Gruppe. Wie der Name ausdrückt, setzt sich die Selbsthilfegruppe ausschließlich aus Laien zusammen. Wenn also ein nichtbetroffener (professioneller) Leiter vorhanden ist, handelt es sich im eigentlichen Sinne nicht um eine Selbsthilfegruppe.

Es gibt natürlich auch Selbsthilfegruppen für tinnitusbetroffene Menschen, die in der Tinnitus-Liga zusammengeschlossen sind. Obgleich diese Gruppen erst seit kurzer Zeit bestehen, ist die *Deutsche Tinnitus-Liga* inzwischen eine der größten Selbsthilfegruppenbewegungen in Deutschland überhaupt. Sie hat sich 1986 auf Initiative von Hans Knör, dem späteren und derzeitigen (1996) Präsidenten, in Wuppertal gegründet und hatte Mitte 1996 bereits über 18 000 Mitglieder, darunter 700 Ärzte (etwa 300 HNO-Ärzte), Psychologen und Hörgeräte-Akustiker, also „Fachleute für Tinnitus". Es gibt heute Selbsthilfegruppen für Tinnitusbetroffene in über 60 Städten in Deutschland.

> *Deutsche Tinnitus-Liga e.V.*
> DTL, Postfach 349
> Am Lohsiepen 18
> 42353 Wuppertal
> Tel.-Nr.: (0202) 24 65 20
> Fax-Nr.: (0202) 46 70 932

Man kann über die DTL alle denkbaren Informationen über Tinnitus und Hörsturz erhalten oder auch Informationsmaterial beziehen (Tinnitus-Info, Broschüre „Tinnitus! Was tun?").

Die DTL ist Mitglied in der *International Tinnitus Support Association*. Die Mitgliederzeitung ist das *Tinnitus-Forum* mit einer Auflage von 23 000 (1995) und vierteljährlichem Erscheinen. Ziele der Tinnitus-Liga sind gesundheitliche Aufklärung, Kampf gegen die „Umweltverschmutzung Lärm",

Mitgliederberatung, Zusammenarbeit mit Fachleuten und Anstöße zu geben für Aktivitäten in Forschung und Wissenschaft.

Die Gruppen der Tinnitus-Liga haben heute eine so weite Verbreitung, daß jeder Betroffene wahrscheinlich eine Gruppe in erreichbarer Nähe findet (was man leicht über eine Nachfrage bei der DTL erfahren kann). Sollte das nicht der Fall sein, kann man natürlich auch eine neue Gruppe gründen. Wie geht man dabei vor?

Zunächst müssen die Anfangsschwierigkeiten überwunden werden, d.h. die Ängste vor der Kontaktaufnahme; Ängste vor Stigmatisierung; Ängste, über seine Probleme mit anderen in der Gruppe zu reden, sich den eigenen Problemen zu stellen; Ängste, etwas grundsätzlich Neues zu tun; Ängste, aus seiner gewohnten passiven Rolle herauszugehen.

Als erstes braucht man Gleichgesinnte. Schon ein einziger Weggefährte ist eine sehr große Hilfe und Stimulation. Einen einzelnen Mitstreiter findet man oft schon im direkten Bekanntenkreis, indem man z.B. die Absicht einer Gruppengründung bei verschiedenen Leuten anspricht. Ein einfacher Weg, Betroffene kennenzulernen, ist die Zeitungsannonce. Auch Aushänge an geeigneten Orten wie Gemeindezentren, kirchlichen Einrichtungen oder Arztpraxen können helfen. Die „Urzelle" der neuen Selbsthilfegruppe sollte danach trachten, auf eine Mitgliederzahl von etwa 15 zu kommen. An den Treffen können naturgemäß nicht immer alle teilnehmen, und die Runde wird zu klein, wenn die Zahl der Mitglieder geringer ist.

Als nächstes braucht man einen Raum, in dem die Gruppe sich treffen kann. Dieser sollte einmal in der Woche in den Abendstunden für etwa eineinhalb bis zwei Stunden zur Verfügung stehen. Am erfolgversprechendsten ist die Kontaktaufnahme zur Kirche oder zur Gemeinde, um einen mietfreien Raum zu bekommen. Ein neutraler Gruppenraum ist dem Treffen in der Privatwohnung vorzuziehen, da die Teilnehmer dadurch sichtbar gleichgestellt sind und sich nicht so leicht Abhängigkeiten in den Beziehungen entwickeln können.

Eine wichtige Regel für die Selbsthilfegruppenarbeit ist, daß die Gruppe keinen Leiter hat. Allenfalls kann reihum jeder einmal die Leitung übernehmen. Frauen und Männer sollten zahlenmäßig ungefähr gleich vertreten sein. Die Treffen sollten regelmäßig zu einem festen Zeitpunkt stattfinden, und die Teilnahme sollte einen hohen Grad an Verbindlichkeit haben, so daß die Mitglieder im wesentlichen nur zu Urlaubszeiten oder im Krankheitsfalle die Teilnahme versäumen. Aus dem gleichen Grund sollten die Gruppenzeiten, also Anfang und auch Ende, festgelegt sein. Bezogen auf persönliche Probleme, mit denen ein Teilnehmer sich einbringt, sollte die *Schweige-regel* eingeführt werden („Alles was in der Gruppe gesprochen wird, bleibt in der Gruppe."). Rauchen, Alkoholkonsum, Kaffee und Kuchen schaffen zwar eine „gemütliche Atmosphäre" und verringern die Angstschwelle, unterstützen damit aber die Selbsthilfegruppenarbeit nicht, im Gegenteil, sie lenken ab.

Es kann von Vorteil sein, die Gruppe durch einen Fachmann supervidieren zu lassen, beispielsweise mit einer Frequenz von einmal alle ein bis zwei Monate. Unter Supervision versteht man die Überwachung der Arbeitsweise einer Gruppe durch einen außenstehenden Fachmann. Auch die gelegentliche Einladung von Referenten gibt viele Impulse. Ebenso ist es eine Hilfe und gibt neue Anregungen, gelegentliche regionale Gesamttreffen zu organisieren, wo sich also in erreichbarer Entfernung befindliche Selbsthilfegruppen zusammenfinden, um ihre Erfahrungen und Gedanken auszutauschen und voneinander zu lernen. Ein solches Gesamtgruppentreffen ist auch ein hervorragender Platz, um mit einem Fachmann zusammenzuarbeiten. Auch ohne Fachmann dient die Anwesenheit der anderen Gruppen beim Gesamtgruppentreffen der Supervision der eigenen Arbeit, und das gilt wechselseitig für alle teilnehmenden Gruppen. Natürlich gibt es andere Vorteile einer solchen regionalen oder auch überregionalen Zusammenarbeit bzw. es können solche Vorteile erarbeitet werden, wie die Zusammenarbeit mit verschiedenen Stellen der Gesundheitsfürsorge, der Politik, mit Medien usw., um die Gruppeninteressen öffentlich vertreten zu können.

Selbsthilfegruppen können eine Therapiegruppe nicht ersetzen, haben aber einen hohen Wert für die Teilnehmer, wenn sie „gut laufen", d. h. wenn eine gute Zusammensetzung vorhanden ist sowie eine tragfähige Verbindlichkeit, damit wirkliches Vertrauen und eine Atmosphäre entstehen kann, in der sich der einzelne öffnen und der Gruppe anvertrauen kann, um an der Gruppe und mit der Gruppe zu wachsen.

Wer eine Selbsthilfegruppe gründen will, sollte das vorzügliche Buch von Michael Lukas Moeller lesen. Hilfe kann man auch bei der *Deutschen Arbeitsgemeinschaft Selbsthilfegruppen* bekommen, die ebenso wie die *Deutsche Tinnitus-Liga e.V.* gemeinnützig ist und sich aus Mitgliederbeiträgen und Spenden finanziert. Die Adresse:

*Deutsche Arbeitsgemeinschaft Selbsthilfegruppen e.V.*
*DAG SHG e.V.*
Friedrichstraße 28
35392 Gießen
Tel-Nr.: (06 41) 99-4 56 12

Die Arbeitsgemeinschaft besteht schon seit 20 Jahren und ist entstanden durch einen Zusammenschluß von Selbsthilfegruppen, interessierten Einzelpersonen, Fachleuten und an Selbsthilfegruppenarbeit interessierten Institutionen, besonders aus dem psychosozialen Bereich, sowie Unterstützern und Förderern der Arbeit der Gemeinschaft. Das zentrale Ziel der Arbeitsgemeinschaft ist die Förderung der Selbsthilfegruppenidee in jeder Beziehung, insbesondere auch die Anregung, Hilfe und Beratung bei der Gründung neuer Selbsthilfegruppen sowie die Förderung der Akzeptanz und Bekanntheit der vorhandenen Gruppen und Selbsthilfeorganisationen. Regionale Kontaktstellen unter der Trägerschaft der DAG SHG sind:

• die NAKOS (nationale Kontaktstelle zur Anregung und Unterstützung von Selbsthilfegruppen) in Berlin;
• der KOSKON (Koordination für Selbsthilfe-Kontaktstellen in Nordrhein-Westfalen) in Mönchengladbach;
• das Selbsthilfebüro Niedersachsen in Hannover;
• die Kontaktstelle für Selbsthilfegruppen in Gießen, angeschlossen an die Psychosomatische Universitätsklinik.

# Weitere Adressen und Informationsmaterial

*Fördergemeinschaft Gutes Hören:*
Untere Kanalstraße 1a
90530 Wendelstein
Tel.-Nr.: (09129) 55 57
Fax-Nr.: (09129) 97 79
Kostenlose Broschüren: „Besser Hören mit Hörgeräten", „Tips für den richtigen Umgang mit neuen Hörgeräten", „Was bedeutet besser Hören?".

*Deutscher Schwerhörigenbund e.V.:*
Schiffbauerdamm 13
10117 Berlin
Tel.-Nr.: (030) 28 078 77
Fax-Nr.: (030) 28 329 80
Der Bundesverband klärt über Schwerhörigkeit auf und unterhält in zahlreichen Städten Informationsstellen. Kostenloses Informationsmaterial, z.B. „Hilfen für Schwerhörige und Ertaubte", „Verständigungsprobleme meistern", „Technische Hilfen für Hörgeschädigte".

*Deutscher Gehörlosen-Bund e.V.:*
Paradeplatz 3
24768 Rendsburg
Tel.-Nr.: (04331) 58 97 22
Fax-Nr.: (04331) 58 97 45
Vertretung der deutschen Gehörlosenverbände

*Bundesgemeinschaft der Eltern und Freunde hörgeschädigter Kinder e.V.:*
Pirolkamp 18
22397 Hamburg
Tel.-Nr.: (040) 6070344
Fax-Nr.: (040) 6072361
Information, Beratung und Wochenendseminare für Familien mit hörgeschädigten Kindern.

*Test-Telephone:*
Beispiele für Ohrgeräusche – Tel.-Nr.: (0202) 19 70 1
Hörtest – Tel.-Nr.: (0180) 53 237 54

# Literaturhinweise

Berendt, Joachim-Ernst: *Nada Brahma – Die Welt ist Klang*. Reinbek 1985. Rowohlt Verlag.

Eberlein, Gisela: *Gesund durch Autogenes Training*. Düsseldorf 1973/1994. Econ Verlag.
Ein didaktisch sehr gutes Buch, das als Anleitung und Begleitlektüre für einen Kursus im Autogenen Training vorzüglich verwendet werden kann.

Feldmann, Harald (Hrsg.): *Tinnitus*. Stuttgart 1992. Georg Thieme Verlag.
H. Feldmann war HNO-Arzt an der Universität in Münster und ist heute emeritiert. Das Buch wurde verfaßt unter Mitwirkung einschlägig erfahrener Fachärzte (T. Lenarz von der Medizinischen Hochschule Hannover und H. von Wedel von der Universität in Köln). Es handelt sich um ein medizinisches Lehrbuch, das nur eingeschränkt für Laien verständlich sein dürfte.

Ganz, Franz-Josef: *Ohrgeräusche*. Stuttgart 1986. Trias-Verlag.
Der Autor ist Hals-Nasen-Ohrenarzt und selbst von Tinnitus betroffen. Es handelt sich bei diesem Buch um einen Ratgeber für Tinnituspatienten, in dem der Betroffene all die Informationen finden kann, die ihm auch sein HNO-Arzt geben können sollte, was häufig allerdings nicht geschieht.

Goebel, Gerhard (Hrsg.): *Ohrgeräusche – Psychosomatische Aspekte des komplexen chronischen Tinnitus*. Berlin 1992. Quintessenz Verlag.
Es handelt sich um ein medizinisches Lehrbuch, mit dem der Laie teilweise überfordert sein dürfte. Besondere Berücksichtigung finden die psychosomatischen Aspekte bei der chronischen Tinnituserkrankung sowie die Möglichkeiten psychotherapeutischer Ansätze auf verhaltensmedizinischem Hintergrund.

Hallam, Richard: *Leben mit Tinnitus – wie Ohrgeräusche erträglicher werden*. Berlin 1994. Quintessenz Verlag.
Es handelt sich um das Buch eines englischen Psychologen, das vor allem an Tinnitusbetroffene gerichtet ist, bei seinem Erscheinen schlagartig erfolgreich war und auch von der Fachwelt gut beurteilt worden ist. Das Buch ist sehr empfehlenswert. Der Autor ist Verhaltenstherapeut.

Hammer, Claus und Venanz Schubert: *Chronische Erkrankungen und ihre Bewältigung*. Starnberg 1993. Verlag R. S. Schulz.
Das Buch ist an sich an Fachleute gerichtet, über weite Strecken aber auch für den Laien gut verständlich, und es enthält viele interessante Einzelarbeiten zum Thema der Krankheitsbewältigung bei chronischen Erkrankungen. Die dargestellten Bewältigungsstrategien sind in vieler Hinsicht auf die chronische Tinnituserkrankung übertragbar.

Lilly, John C.: *Das tiefe Selbst*. Basel 1988. Sphinx Medien Verlag.
„Untersuchungen und Erfahrungen erweiterter Bewußtseinszustände in inneren und äußeren Bereichen des Selbst unter den Aspekten von Isolation, Sinnesentzug und künstlicher Schwerelosigkeit im Samadhitank."

Milz, Helmut: *Ganzheitliche Medizin – Neue Wege zur Gesundheit*. München 1985. Heyne Verlag.
„In diesem Buch ist es Helmut Milz gelungen, viele Strömungen miteinander in Beziehung zu setzen und dadurch den ersten Schritt zu ihrer künftigen Integration in ein umfassendes System ganzheitlicher Medizin zu tun." (Fritjof Capra)

Moeller, Michael Lukas: *Selbsthilfegruppen*. Reinbek 1978. Rowohlt Verlag.
Dieses Buch enthält alles, was man über Selbsthilfegruppen wissen kann. Insbesondere kann man aus diesem Buch entnehmen, wie man vorgehen soll, um selbst eine Gruppe zu gründen.

Plath, Peter: *Lexikon der Hörschäden*. Stuttgart 1995. Gustav Fischer Verlag.
In diesem Bändchen findet man exakte Informationen über Fachbegriffe aus dem gesamten HNO-ärztlichen Fachgebiet; die Begriffe weden in allgemeinverständlicher Form erklärt.

Rossi, Ernest L.: *20 Minuten Pause*. Paderborn 1993. Junfermann Verlag.
Das Buch ist allgemeinverständlich geschrieben und beschreibt den ultradianen Rhythmus. Die Lektüre kann zur Streßreduzierung und Beherrschung von Schlafstörungen vorzügliche Dienste leisten.

Schaaf, Helmut: *Morbus Menière – Krieg im Innenohr*. Heidelberg/Berlin 1995. Springer Verlag.
Ein an den interessierten Laien und den Selbstbetroffenen gerichtetes Fachbuch, das sehr umfangreich und vollständig über das Krankheitsbild informiert. Fachbegriffe werden in einem Anhang erklärt.

Selye, Hans: *Stress*. Reinbek 1977. Rowohlt Verlag.
Selye hat als Wissenschaftler umfangreiche Forschungsarbeiten zum Streß-Syndrom und den daraus resultierenden Krankheiten durchgeführt und zieht in diesem bekannten Buch die Bilanz seiner biologischen und medizinischen Studien.

Tinnitus-Liga (Hrsg.): *Tinnitus Forum*. Verbandszeitschrift der Deutschen Tinnitus-Liga (DTL), erscheint jährlich viermal. Zu beziehen über die DTL, Am Lohsiepen 18, 42353 Wuppertal. Die Zeitschrift enthält allgemeinverständlich geschriebene Beiträge von Fachleuten sowie Beiträge der Mitglieder der DTL, viele Leserzuschriften und Erfahrungsberichte, viele Allgemeininformationen und Informationen über regionale Selbsthilfegruppen.

Tönnies, Sven: *Leben mit Ohrgeräuschen*. Heidelberg 1991. Ansanger Verlag.
Es handelt sich um ein Selbsthilfebuch für Tinnitusbetroffene und deren Angehörige, von einem selbst unter Tinnitus leidenden Psychologen verfaßt. Den psychotherapeutischen Ansatz betreffend ist das Buch verhaltensmedizinisch ausgerichtet.

Tomatis, Alfred: *Das Ohr und das Leben*. Solothurn/Düsseldorf 1995. Walter Verlag.
In Form einer Autobiographie beschreibt der Autor die Stationen seiner wissenschaftlichen Erkenntnisse und seiner Arbeit.

Tomatis, Alfred: *Der Klang des Lebens*. Reinbek 1990. Rowohlt Verlag.

Voss/Herrlinger: Taschenbuch der Anatomie. 17. Auflage Stuttgart 1986. Gustav Fischer Verlag.

# Register

Akupunktur 59, 68 f., 106
Akustikusneurinom 25, 36, 41, 52
Althirn(rinde) 37 ff., 43 ff.
Angina pectoris 22, 28
Antidepressiva 74
Audiogramm 47, 54
Audiometrie 50
Autogenes Training 39, 60 ff., 82, 87, 110

Benzodiazepine 71 f.
BERA (brain stem evoked response audiometry) 51
Beruhigungsmittel 63, 71 ff.

Chiropraktik 92
Cholesteatom 14, 25, 108
Chronifizierungsprozesse 30 ff., 46, 49, 57, 88
Cochlea-Implantat 108
Computertomogramm (CT) 52

Deutsche Tinnitus-Liga 11, 24, 115, 118 ff., 122
Diskotheken 21 f., 54, 115 f.
Drehschwindel 18 f., 112 f.
Dysstreß 78 f.

Elektrostimulation/-therapie 55, 59, 92, 106
Endolymphe 15 f., 18, 112
Entgiftung 60, 64 f., 72 f.
Eustachische Röhre 12 ff., 25
Eustreß 78

Felsenbeinpyramide 15, 25, 68
Fitneßtraining 59 f.

Gate Control-Theorie 39
Gehörschnecke 16, 48, 65, 67, 101, 109
Genußmittel 24

Geräuschgeneratoren 94 ff., 99, 111
Ginkgo-Präparate 54, 65
Gleichgewichts-
nerv 19, 41, 51, 114 f.
organ 16 ff., 113 ff.
Großhirn(rinde) 19, 37ff., 43, 82

Haarzellen 16 f., 37, 110, 113
Halswirbelsäule 9, 21, 24, 52, 55, 59, 68 f., 84, 90 ff.
Homöopathie 59, 69 f.
Hörbahn 12, 17, 92
Hörgerät 59, 95 ff., 110
Hörnerv 9, 12, 17, 19 f., 35 ff., 41 f., 46, 48, 51 f., 107, 109
Hörrinde 12, 39
Hörsenke 23, 47
Hörsturz 19, 22, 27, 33 f., 47, 54 ff.
akuter – 23, 56, 102
Hydroxyethylstärke (HES) 54
Hyperakusis 110 f.
Hyperbare Sauerstofftherapie s. Sauerstoff-Überdruckbeatmung

Infusionen 51, 54
Innenohr 12 f., 15 ff., 25, 35 ff., 40, 42, 47 ff., 51, 55 ff., 68, 91, 105 ff., 110 , 112
-schädigungen 18, 21, 56
Ionotophorese 106
Isolationstank 36

Kiefergelenke 9, 21, 24, 52, 93
Klangtherapie 59 ff., 65 ff., 110
Knalltrauma 16, 21, 26, 54

Lärm-Engramm 99
Lärmschädigungen 16, 21, 54, 115 f.

chronische – 21 f., 26, 48, 50,
  116
Laser-Ginkgo-Therapie 104 ff.
Laser-Therapie 59, 104 ff.
Lidocain(-Test) 48, 51, 65, 106
Limbisches System 19, 37 f., 40 f.,
  43

Magnetresonanztomogramm
  (NMR) 52
Manualtherapie 92
Maskergeräte 7, 59, 94 ff., 110 f.
Maskierung 97 ff.
Medikamente(n) 21, 23 f., 28,
  50 f., 60, 64 f., 71 ff., 112 f.
  -abhängigkeit 60, 71 ff.
Menièresche Krankheit 19, 34, 51,
  108, 112 ff.
Mittelohr 12 f., 15, 18 ff., 25, 35,
  50, 56

Nervensystem 19, 35 ff., 40, 46,
  74, 85
  vegetatives – 40, 55, 61, 82 ff.,
  92
  zentrales – 25, 37, 82
Neuraltherapie 59 f., 68

Ohrspiegelung 50
Operationen 20, 41 ff., 59, 107 ff.,
  112
Otosklerose 14, 25, 107
ovales Fenster 12, 14, 16, 18

Parasympathikus 77 f.
Perilymphe 15, 19, 112
Perilymphfistel 19
Phantom-
  phänomen 36, 99
  schmerz 36, 42 ff., 99
Placebo-
  Effekt 58, 66, 68, 101, 103, 106
  Medikament 58
Progressive Muskelrelaxation
  61 f., 85

Psychoanalyse 87, 118
Psychopharmaka 73 f.
Psychosomatische Krankheit 7,
  35
Psychotherapie 33, 47, 59 ff.,
  63 f., 70, 87 ff., 100, 111

Retrainingtherapie 59, 94, 97 ff.,
  111
rundes Fenster 18

Sauerstoff-Überdruckbeatmung 8,
  56, 59, 101 ff.
Schalleitungsschwerhörigkeit 107
Schlafmittel 63, 71, 73 f., 80,
  103
Schlafstörungen 32, 71, 74 ff.,
  79 ff.
Sonnengeflecht 82 f.
Streß 9, 21 f., 48 ff., 54, 56, 61,
  75 ff., 81, 84, 86, 88, 92, 113
Stretching 60, 92 f.
Sympathikus 55 f.
  -blockade 55
  -erregung 77

Teilmaskierung 97
TENS (transcutane elektrische
  Nervenstimulation) 56
Thalamus 19, 37 f., 40 f.,
Tiefenentspannung 7, 48, 56,
  59 ff., 85
Tinnitusbewältigungstraining
  59 ff., 100
Tinnitus-Masker 94 ff.
Tongeneratoren s. Geräusch-
  generatoren
Tympanometrie 50
Tympanoplastik 108

Umweltgifte 21, 23 f.

Walkman 21 f., 115

Yoga 62, 85, 93, 110